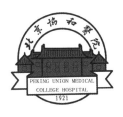

U0235503

协和
医生说
北京协和医院 —— 著

坚持做好这些事
健康生活一辈子

编委会

主　编　赵玉沛　姜玉新

副主编　张抒扬　柴建军　李冬晶　向炎珍　韩　丁
　　　　　吴文铭　杨敦干

编　者（按姓氏笔画排序）
　　　　　于　康　王良录　尹　佳　朱惠娟　庄俊玲
　　　　　江燕云　李东辉　李宏军　李　莹　李　晔
　　　　　李　硕　吴　超　何书励　宋红梅　陈有信
　　　　　陈丽霞　陈　峰　陈　蓉　林国乐　郝婧晓
　　　　　段明辉　姜忆南　洪　霞　秦　萌　袁望舒
　　　　　晋红中　钱文伟　曹　玮　彭　澎　舒　畅
　　　　　曾小峰　谭先杰　潘　慧

秘　书　陈明雁　土　晶　王　璐

美术编辑　张子建　杨天宇　刘伊凡　邓　军

人民卫生出版社

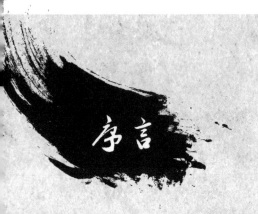

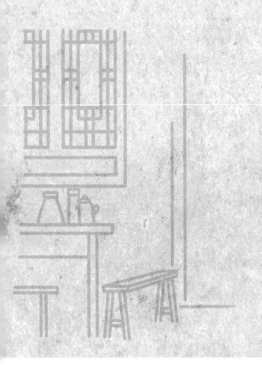

穿越百年的北京协和医院仍拥有全国人民的信任与期盼，成为百姓性命相托的最后一站，这是对一家医院的最高评价，也是对几代协和人不懈奋斗的极大认可。

尽管我们已经竭尽所能，但还有许多百姓无法享受到协和品质的医疗服务，还有大量的不实信息充斥网络令受众无所适从。有限的医疗资源，无限的健康需求，这对于一家珍视人民健康、坚持"一切为民"的医院而言，都阻碍了我们离百姓近一点，再近一点。

2017年10月，党的十九大报告将实施"健康中国"战略纳入国家发展的基本方略，把人民健康置于"民族昌盛和国家富强的重要标志"地位。党和国家对人民健康的重视令协和人振奋，同样也让我们深感责任重大——除了传播科学、权威的疾病防治知识之外，更要提高全民健康素养，传播健康生活方式，做人民美好生活的守护者。

2017年，北京协和医院医学科普公众号"协和医生说"应运而生。每一篇文章都是由协和医生撰写，是他们医疗实践的经验汇总。截至目前，"协和医生说"已拥有"粉丝"10万余众，推出科普内容300余期，在大众的点击、阅读和转发下，来自协和的叮嘱和关心走出了医院，走出了北京市，走向了全国各地，离我们的百姓更近了。

同时，我们也在不断创新和丰富科普作品的表现形式，用漫画、视频等更直观、有趣的方式来呈现医学知识。在过去的一年里，协和医生们以漫画的形式生动"翻译"了大量的医学知识，医院将这批科普漫画汇编成册，希望优质的医学科普能走得更远，走到更多人的身边。

本图书科学权威、图文并茂、可读性强，共分为健康饮食，妇儿健康，皮肤健康，疾病防治，运动、心理与康复五大版块，撰稿专家包括多位享誉全国的科普"大咖"，为中华人民共和国成立70周年和人民健康送上一份协和人的礼物。

百年协和，一切为民。让更多老百姓享受优质的医学知识、医疗服务是协和人的追求和使命，我们会尽己所能，推出更多大众喜闻乐见的科普作品。希望有一天，全国人民不用再上协和，因为我们会将更多的协和医生"送"到大家身旁。

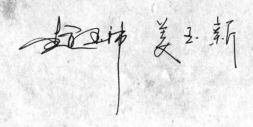

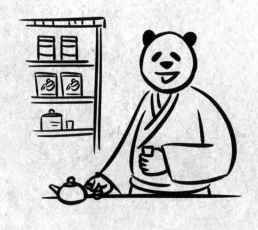

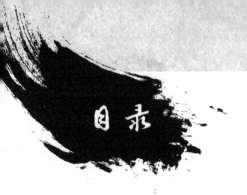

目录

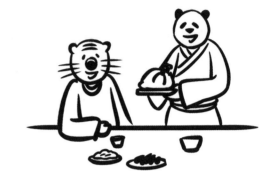

第一章

健康饮食

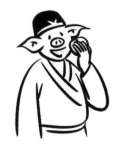

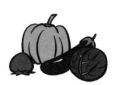

第二章

妇儿健康

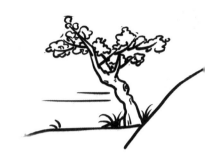

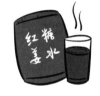

第三章

皮肤健康

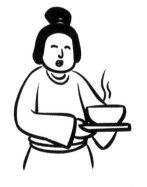

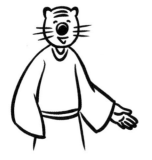

第四章

疾病防治

第五章

运动、心理与康复

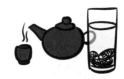

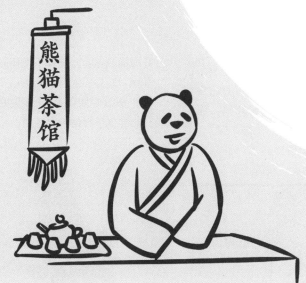

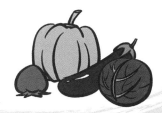

第一章

健康饮食

熊猫茶馆

协和医生说

橄榄油、豆油、调和油……
协和康叔教你健康选油

文字：北京协和医院 于 康

1

阿呆，快过年了，你看咱家的食用油不多了，我听说橄榄油最好，抗癌、抗辐射，不饱和脂肪酸多，还能预防冠心病、脑血栓。你去买点吧！

2

敏敏，你又听什么虚假养生节目了？油就是油，哪有什么最好的油最坏的油？这不，北京协和医院的于康教授就在那里，让他给你讲讲食用油的相关事宜吧！

3

两位先别吵架。随着老百姓对生活健康的关注日益增加，有些人除了把果蔬分出三六九等之外，也喜欢把食用油分出了三六九等。

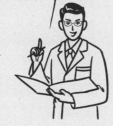

于康 教授

4

而大家分"好"与"坏"的依据，主要是根据其不饱和脂肪酸的含量：不饱和脂肪酸含量越高，油就越能保护心血管，就越"好"；不饱和脂肪酸含量越低，油就对心血管危害更大，就越"坏"。

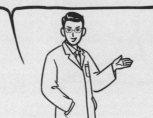

5

在橄榄油里，一是单不饱和脂肪酸高，二是胆固醇的含量基本为零，所以对胆固醇和血脂的调节，要优于其他种类的油。

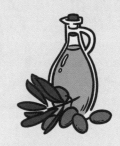

6

另外，
冷榨橄榄油中维生素 E 和
多酚类化合物含量比较高，
这两种物质具有抗氧化作用。

维生素 E

多酚类化合物

7

你看，我说橄榄油是最好的食用油吧！连于康教授都这么说了！

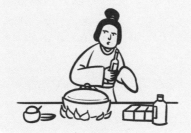

8

但是，如果你非说橄榄油是最好的食用油，这是不对的。首先，因为单以不饱和脂肪酸论好坏，橄榄油并非唯一选择，茶油与橄榄油不相上下。

茶油

9

其次，不含胆固醇并不是橄榄油独有的特征，很多植物油都不含胆固醇。

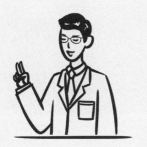

10

再次，橄榄油并不适合煎炸，因为一旦超过 190℃ 高温加热，就会破坏其中的抗氧化成分，失去了营养优势。

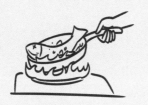

11

最后，橄榄油并不存在抗癌、防辐射、预防和治疗心脑血管疾病的功效。别说橄榄油没有，啥油都没有，一味夸大功效，是不对的。

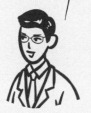

12

于教授，有人说，植物油比动物油好，动物油都是饱和脂肪酸，吃了就得血栓，对不对啊？

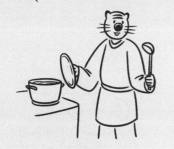

13

动物也是够惨的，被宰了不说，还被熬成了油，而熬成的油还被你们嫌弃！事实上，植物油和动物油都各有千秋，不分好坏。我们看下面两个表，就应该明白了。

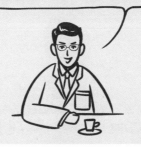

14

常见动物油的脂肪酸构成表

食物	饱和脂肪酸	多不饱和脂肪酸	单不饱和脂肪酸
牛油	61.8%	4.0%	34.0%
羊油	57.3%	5.3%	36.1%
猪油	43.2%	8.9%	47.9%
鸡油	25.9%	26.0%	45.8%
鸭油	29.3%	9.9%	59.2%

15

常见植物油的脂肪酸构成表

食物	饱和脂肪酸	多不饱和脂肪酸	单不饱和脂肪酸
豆油	15.9%	58.4%	24.7%
花生油	18.5%	38.3%	40.8%
玉米油	14.5%	54.6%	27.7%
橄榄油	15.5%	11.10%	71.2%
棕榈油	43.4%	12.1%	44.4%
色拉油	14.4%	40.2%	45.1%

16

通过比较以上两个表，我们是否发现，作为植物油的棕榈油，它的饱和脂肪酸也很多？而作为动物油的鸡油、鸭油，饱和脂肪酸也很少？

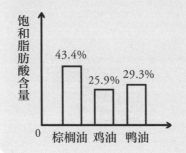

饱和脂肪酸含量

43.4% 棕榈油　25.9% 鸡油　29.3% 鸭油

17

还有，动物油虽然含有饱和脂肪酸，但是动物油也含有胆固醇啊！动物油是人体外源性胆固醇来源之一！

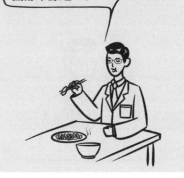

18

胆固醇？！那岂不是非常可怕的一种东西？

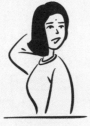

19

当然不是。因为胆固醇是人体组织细胞的重要成分，能够合成和转化为维生素 D_3、胆汁酸和人体某些重要的激素。

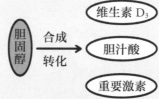

胆固醇 —合成转化→ 维生素 D_3 / 胆汁酸 / 重要激素

20

那于教授，我们每天应该怎样科学地摄入食用油呢？

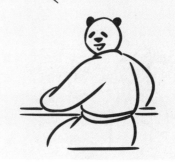

21

1. 先说总量。这是老生常谈，但还是要强调一下，成人每天摄入食用油的量应在 25～30 克。

22

2. 要注意食物里的"隐藏油"。比如油炸的方便面、冰淇淋、膨化食品、饼干、速冻食品、沙拉酱等。

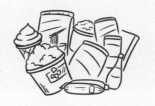

23

坚果里也含有大量的"隐藏油"，花生、瓜子、核桃、杏仁、开心果、松子，都含有大量油脂。可以这么说，吃 25 克花生，就相当于摄入 10 克食用油。

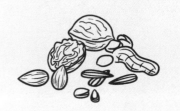

24

只要是油，就会引起肥胖等问题，所以坚果也要限量，可控制在每日 10 克以内。

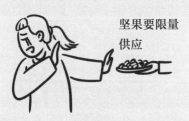

坚果要限量供应

25

3. 减少外出用餐。外面的烹饪师为了让食物熟得快，也为了好吃，常常先过大量的油，也就是宽油，所以经常下馆子吃饭的话，你会摄入大量的脂肪。

26

4. 合理选择烹调方式。尽量选择蒸、煮、炖、焖等烹调方式，少用油炸和油煎方式制作食品。

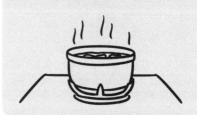

27

明白了，谢谢于教授！

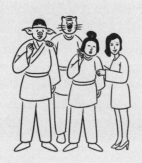

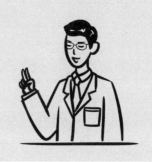

协和医生说

6

喝酒有益健康？
恐怕你要失望了

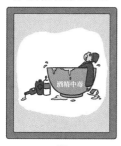

酒精中毒

文字：北京协和医院 于 康

1

"劝君更尽一杯酒，西出阳关无故人。"最近还新出了一种吃辣火锅喝的酒，酒里的学问，当真是深啊！

2

虽然喝酒的学问很深，但是单从营养上来说，酒真就不是太好的东西。

哼，人家说
小饮怡情，
多饮伤身，
小饮还是很好的！

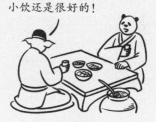

3

哈哈，阿呆，你还是要相信熊猫！饮酒虽然能带来一些感觉上的好处，但从实质上来说，伤害远远大于好处。

于康 教授

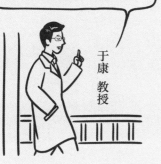

4

啥？
有诸多害处？！
于教授，
这你得好好讲讲！

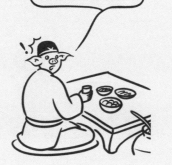

5

第一个害处：肝损伤。酒精（乙醇）对肝脏有直接毒性作用，人体吸收入血液的乙醇是通过肝脏代谢的，会干扰脂类、糖类和蛋白质等营养物质的正常代谢，同时影响肝脏的解毒功能。

我们都
喝多了，
还咋干活？

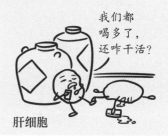

肝细胞

第一章 健康饮食

7

6

长期、过量饮酒是脂肪肝、肝静脉周围纤维化、酒精性肝炎及肝硬化的重要风险因素。据调查，肝硬化的死亡中，有 40% 是由酒精中毒引起。

肝硬化

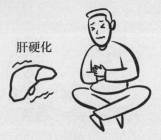

7

国外一项研究发现，男性每天摄入酒精 > 69 克，肝癌发病风险是不饮酒的 1.76 倍；女性每天摄入酒精 ≥ 23 克，肝癌发病风险是不饮酒者的 3.6 倍。

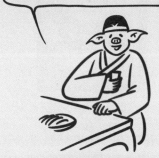

8

可是，我看市面上经常有"护肝酒""保肝酒"什么的。喝这种酒的话，就不会对肝造成损伤了吧？

9

保肝、护肝的酒，天下是绝对不可能存在的！

难道聪明的我都受骗了？我的钱啊！

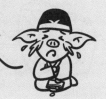

10

第二个害处：酒精中毒。一次喝大量的酒会造成急性酒精中毒，其症状轻者表现为情绪失控、知觉和记忆障碍、平衡失调、语言失调、头晕等。

酒精中毒

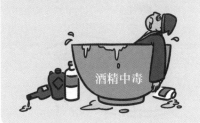

11

重者则会昏迷不醒、感觉缺失，甚至呼吸麻痹、循环衰竭而死亡。

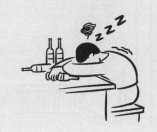

12

长期的过量饮酒会造成慢性酒精中毒，患者会产生酒精依赖，形成酒瘾，并产生相关戒断症状和精神症状。

我深刻怀疑李白就是酒精成瘾！

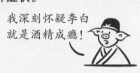

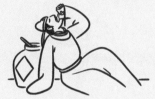

13

第三个害处：营养不良及消化系统疾病。过量饮酒、酗酒，会使碳水化合物、蛋白质和脂肪的摄入减少，维生素和矿物质的摄入量也跟不上机体需要。

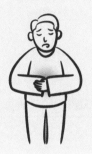

14

同时，消化道黏膜损伤、肝脏的功能下降会影响所有营养物质的消化、吸收和运转，引起营养不良。

唉，营养都跟不上了。

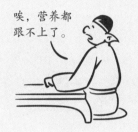

15

第四个害处：生殖系统疾病。男性饮酒过量会导致性功能低下、睾丸萎缩、睾酮水平下降、精子生成受损、促性腺激素分泌低下等。

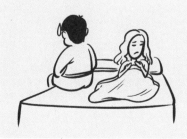

16

第五个害处：痛风。科学研究显示，少量、适量、过量饮酒，都会增加痛风的风险，其发病风险是不饮酒者的 2～3 倍。

痛风

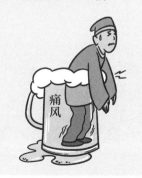

17

大量饮酒会使摄入体内的嘌呤加速分解，从而加快尿酸生成，而且酒精也不利于肾小管对尿酸的滤出，进而使尿酸的排泄减少，加重痛风的症状。

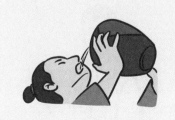

第一章 健康饮食

18

第六个害处：心血管疾病。

多项科学研究显示，饮酒与酒精性心肌病、心肌梗死、心律失常、脑血栓、脑出血呈 J 型曲线关系，如果饮酒超过一定量，患心血管疾病的概率就会逐渐增高。

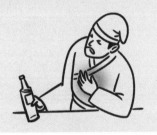

19

而且，有心血管系统疾病的患者，如高血压、冠心病等，更不能饮酒。

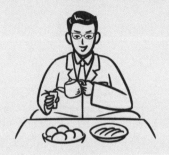

20

可是，我听很多人说，酒性温热，可以活血，对心脏好。要不然为啥喝完酒之后，手脚感觉很暖和呢？

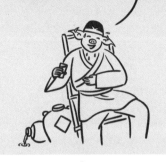

21

这可不是什么"活血"的功效，而是通过酒精的一系列反应，将体内的能量大量快速地通过皮肤散发到了体表，同时也消耗了体内更多的能量。

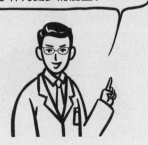

22

这就会造成一个现象：喝酒当时很暖和，但是酒劲过了之后，只会让人更冷！

原来是这样！

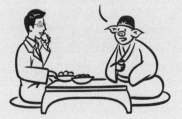

23

第七个害处：饮酒会让多种癌症的风险增加。比如直肠癌、乳腺癌。尤其是乳腺癌，喝酒越多，乳腺癌的发病概率就越高。

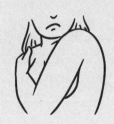

24

第八个害处：导致精神心理疾病。饮酒会导致性功能障碍等与心理有关的器官功能受损害；也会导致性格改变甚至精神障碍，如痴呆、抑郁症、幻觉、嫉妒妄想等。

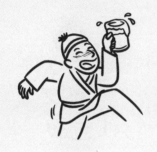

25

不错，
正所谓举杯消愁愁更愁，
原来是产生了幻觉！

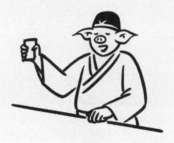

26

那于教授，饮酒还是避免不了的。都说少量饮酒，饮酒究竟该怎么个少量啊？

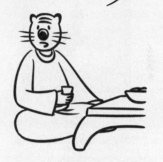

27

我个人建议，男性一天摄入酒精量不超过 25 克；女性一天摄入酒精量不超过 15 克；儿童、少年、孕妇、乳母等特殊人群，绝不能饮酒。

性别	一天摄入酒精量
男性	不超过 25 克
女性	不超过 15 克
特殊人群	绝不能饮酒

28

另外，注射胰岛素的患者不能饮酒，更不能空腹饮酒，否则可能会产生很严重的低血糖反应，这会致命！

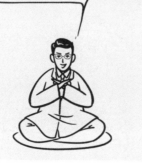

29

懂了，谢谢于教授！转发起来，让大家克制饮酒，建立饮酒新风俗！

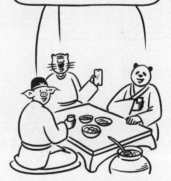

第一章　健康饮食

零食不健康？
或许是你不会吃

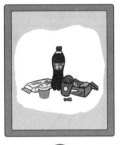

文字：北京协和医院 于 康

1

敏敏，不是我说你，你看你这零食买的，不知道的还以为你要为"世界末日"囤粮呢。零食是垃圾食品，多吃无益！

2

工作这么忙，不吃点零食，怎么对得起我家呆呆……和我呀？

3

熊猫先别责怪敏敏，不是所有的零食都是垃圾。我从营养学的角度，把零食分为"优选级、条件级、限制级"三个级别，供大家选择。

于康 教授

- 优选级
- 条件级
- 限制级

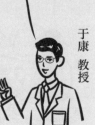

4

零食也分级？康叔，您得给我好好讲讲！

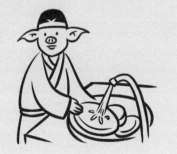

5

优选级零食包括新鲜的中低糖水果、部分蔬菜、坚果、乳制品等。特点为天然、少加工、少添加、低糖、低脂、少盐、少油，可作为加餐食物适量摄入，健康与乐趣一举两得。

优选级零食特点
- 低糖
- 少盐
- 少加工
- 低脂
- 少油
- 少添加
- 天然

6

中低糖水果包括苹果、草莓、梨、柚子；部分蔬菜如黄瓜、番茄等。这些食物不仅含糖量少，能量低，同时还含有丰富的维生素和膳食纤维，非常推荐。

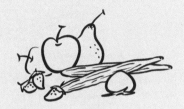

7

坚果虽然是"高油"食品，但是"好油"，即不饱和脂肪酸。同时坚果中含有较为丰富的维生素 E 和 B 族维生素，适量食用，有益健康。

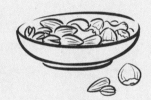

8

纯的乳制品是补钙佳品，营养丰富，是非常好的零食。

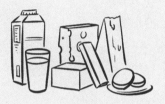

9

说完优选级零食，是不是就该说说条件级零食了？

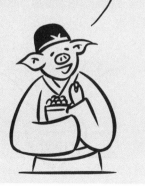

10

条件级零食即吃这些零食是有条件的，高血压、高血脂、高血糖等慢性代谢性疾病患者不能食用；其他人群每次吃的量应少，且不能总吃。

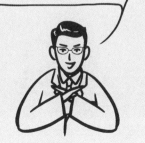

11

这些食物包括黑巧克力、海苔、葡萄干、全麦食品等。这些食物的特点为营养素含量相对丰富，但与优选食品相比，有相对多的油、盐、糖。

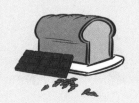

第一章 健康饮食

12

黑巧克力是巧克力家族中对人体比较有益的一种，因为它含糖和油不多，同时还含有抗氧化的类黄酮，对心血管疾病有一定好处。

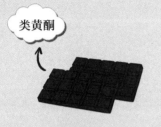

13

人饥饿时吃黑巧克力，要远比饼干、蛋糕好。但是黑巧克力不能多吃，尤其是体重超标、高血脂、胰腺疾病、胆囊疾病、肥胖症等患者坚决不能吃。

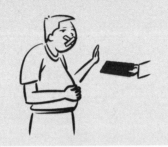

14

海苔中的胶质物质，对人体的健康有益，但一天吃 4～5 片就足够了，因为海苔食品中含有较多的糖、盐和鲜味剂。

15

葡萄干中含有纤维和酒石酸、白藜芦醇等物质，能有效降低胆固醇，还能改善直肠的健康状态，降低罹患心脏病的风险。但是，葡萄干糖分含量非常高，每天一小把足矣。

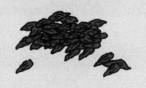

16

全麦食品富含膳食纤维，可促进肠道蠕动，在缓解饥饿的同时，还可预防便秘。

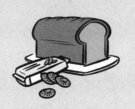

17

但是，市场上销售的全麦食品，有些是在白面粉里添加胚芽和麸皮，这并没有全谷物食品的优势，这样的全麦食品淀粉含量高、能量多，要少吃。

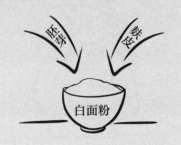

协和医生说

我的天哪，还有这么大的学问呢！于教授，那限制级零食一般都有什么？

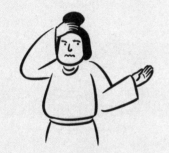

限制级零食即对人体无益的零食，一定要限制摄入量；儿童更应严格限制，能不吃就不吃。

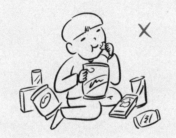

这类食品主要包括果糖、膨化食品、果冻、油炸食品、奶油食品、曲奇饼干、碳酸饮料等。这些食品的特点是高糖、高盐、高脂肪。

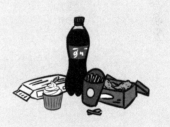

经常吃这类食物，会给人体造成巨大的伤害，甚至引发各种疾病，如高血压、高血脂、糖尿病等。

> 高血压

> 高血脂

> 糖尿病

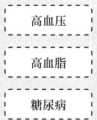

敏敏，你看看你买的零食，大部分都是这种零食，各种薯片、饼干！你这身体能好吗？

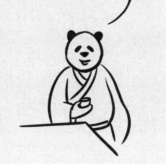

我也没有办法啊！一打开 App 和网页，就都是这些东西，我该怎么办？

第一章 健康饮食

15

24

敏敏，你也可以自己做一些零食，自制零食更健康的！

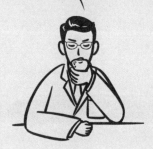

25

可以常到市场上购买水果；也可以自己闲下来，在家里做点蛋糕、水煮毛豆、红薯干、苹果干、五香花生等。

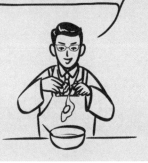

26

自制零食的优势是制作过程可控，所以一定要控制好油、盐、糖的量，否则就失去自制零食的优势了。

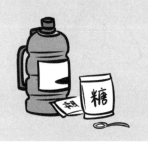

27

如果是网购零食，一定要会看它们的标签，了解食品中油、盐、糖的含量，并慢慢学会趋利避害，做出聪明的选择。

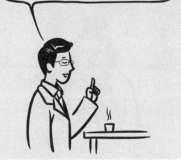

28

比如氢化植物油、植物奶油、植物黄油、人造黄油、蔗糖、果糖、起酥油、香精、奶精等。

注意！

要注意成分表里的这些成分，蔗糖、果糖是简单糖，尽量少吃；其他成分尽量避免。

29

明白了！咱姐们儿以后一定要多买优选零食，学会看配料表。于教授，我给您炒点家常菜，好好谢谢您！

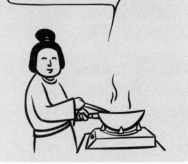

吃午饭竟然有这些要点，很多人都不知道

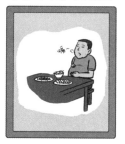

文字：北京协和医院 于 康

1

每天早上上班，满脑子在想午饭吃什么！

午饭是我等上班族唯一的期待，整个一天就指着午饭"活着"，可上班的时候，吃午饭最多 20 分钟！

2

中间还要接电话、发短信、刷微博，连午饭吃的什么都忘记了。要是被领导骂了，再好的饭菜也吃不下！

如何营造一个良好的午餐环境，享用健康的午餐，就让北京协和医院于康教授给大家讲讲吧！

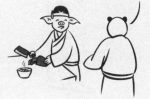

3

首先，健康饮食最重要的一点：千万别在生气时进餐。如果生气时进食，发生胃肠功能紊乱、消化不良的危险性，是情绪良好时进餐的 1.5 倍。

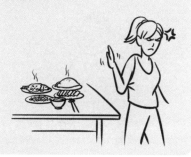

4

所以，午餐前一定要调节好自己的心境，暂时忘却上午已经发生的事情，也不要思虑下午即将发生的事情，把午饭时间安安静静地留给自己。

于康 教授

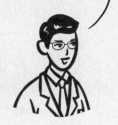

5

换句话说，午餐要吃出一种境界——午餐的半小时是专属于自己的，它不属于工作、不属于纠结的心境或是失衡的心态，它只属于你和你的食物。

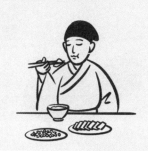

6

于教授，你懂得多，快教教我午餐如何搭配，才是科学、健康的呢？

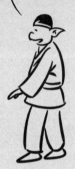

7

1. 主食适量。成年男性保证 2～3 两（100～150 克）主食，女性保证 1～2 两（50～100 克）主食。主食可以换着样吃，米饭、馒头、花卷、面条、包子、水饺等，粗细搭配，还可以搭配粥。

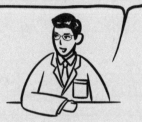

8

2. 动物类食物适量。一般情况下，一顿午餐要包含 1～2 两（50～100 克）的瘦肉或者 2～3 两（100～150 克）的鱼虾。这些食物富含优质蛋白和胆碱，可使人头脑敏锐，对增强记忆和理解能力都有重要作用。

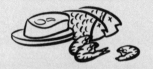

9

3. 蔬菜适量。午餐至少要有半斤（250 克）蔬菜。一碗面条或米线中的蔬菜含量是绝对不够的。

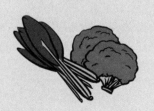

10

而且，蔬菜不等于绿叶菜，还要加一些红色、橙色、紫色的蔬菜，比如番茄、南瓜、茄子、紫甘蓝等。吃菜要"好色"，你懂的。

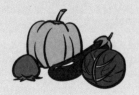

11

于教授，有件事好像您忘了！为啥不说说水果啊？我午饭后最喜欢吃水果了。

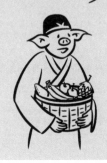

哈哈！吃完饭吃水果，这是个很大的饮食误区。下面，我要讲讲午餐的六个误区了。

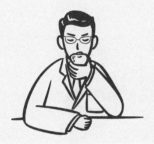

第一个误区：午餐后吃水果。因为餐后马上吃水果，水果没有办法迅速进入肠道，起不到应有的营养作用。而且，食物本身就有不小的血糖负荷，如果再增加水果，就更控制不住了。

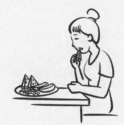

可像我这种就喜欢吃水果的人，该怎么办啊？

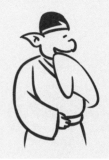

正确的午餐顺序应该是喝水→少量水果→多吃些蔬菜→肉类和豆制品→一定量主食。

水果可以放到两餐中间吃，比如上午10点或下午4点左右。这种顺序很健康，而且还能减肥。

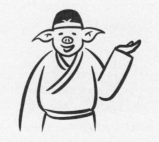

原来是这样，那第二个午餐误区是什么呢？

第二个误区：经常食用四大"午餐魔王"。这四大午餐魔王就是盖浇饭、洋快餐、汤泡饭、擦锅饭。

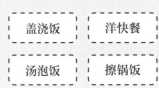

盖浇饭　　洋快餐

汤泡饭　　擦锅饭

第一章　健康饮食

18

盖浇饭是菜饭不分离的状态，你吃它就会把那些用来调味的油和盐的集合体，伴着米饭和菜一同吃进胃里，可谓高盐、高油、高糖、高能量！

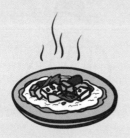

19

洋快餐主要以油炸食物为主，明显"三高三低"，即高能量、高蛋白、高脂肪；低矿物质、低维生素、低膳食纤维。

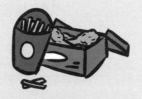

20

汤泡饭容易让人把米粒整个吞到胃里，这会给胃带来巨大的负担，经常汤泡饭，容易引发消化不良。

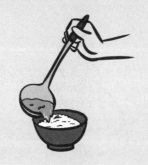

21

擦锅饭就是炒完一锅菜出来，锅里还有些油渣，这时把米饭或者馒头放入，吸走最后的油水。这看似不浪费，实际上却让主食的能量大大提高；长此以往，高血脂、高血压、冠心病难以避免。

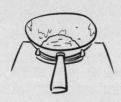

22

果然是午餐"四大魔王"……更可怕的是，我经常和这"四大魔王"打交道，尤其是擦锅饭，老好吃了，以后我再也不吃了！

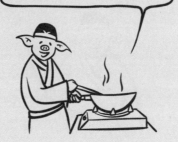

23

第三个误区：午饭过饱。这会让身体中血液集中到肠胃来帮助食物的消化吸收，延长大脑缺血缺氧时间，从而影响下午工作和学习，午饭"七分饱"即可。

协和
医生说

第四个误区：吃完午饭就睡觉。如果吃完午饭立即睡觉，吃进去的食物很难消化，长期如此，会让热量在体内囤积造成肥胖。

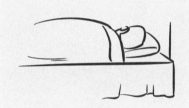

正确的方法，应该是饭后一小时才能午睡。但是，很多上班族做不到这一点，可以在饭后休息一小会儿后，散步 15～30 分钟，减轻困乏状态。

15～30分钟

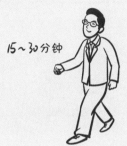

第五个误区，饭后完全不动或剧烈运动。饭后完全不动，就会肥胖；饭后剧烈运动，就会造成消化不良和吸收不良，导致慢性胃病。

嗝～

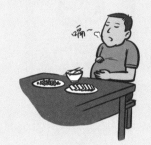

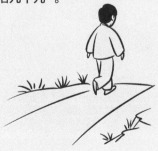

饭后正确的运动方式是散步，可以达到吃动平衡的状态，既防止肥胖，又可避免午后困倦。正所谓"饭后百步走，能活九十九"。

第六个误区：饭后开车。就算你是老司机，也无法避免大脑缺氧现象。饭后开车，容易困倦，请谨慎再谨慎！

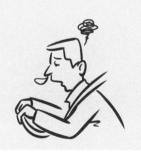

明白了！多谢于教授！熊猫，赶紧给我一个半小时的午餐时间，我要健康午餐！

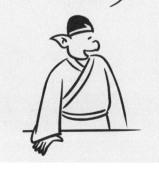

肉汤营养有限，多喝无益健康

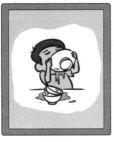

文字：北京协和医院 于 康

1

最近总有人说"喝汤补身体，营养又美味。吃肉不消化，肉里全是毒。"殊不知，肉汤营养才少呢！

啊，不是说喝汤大补吗？

于康 教授

2

此观点颠倒黑白，违反科学，是饮食的严重误区！更可怕的是，我们一代代人都被灌输了这种错误的观点。

啊，那于教授，您真得讲讲其中的玄机了！

3

咱们先从营养说，大量科学研究证明，肉汤的营养全部来自于肉，但营养价值很低，不足肉的10%。

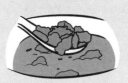

4

肉类的营养成分包括水溶性和非水溶性两种。经过炖煮之后，汤里只有一些水溶性的物质，比如维生素C、氨基酸、小肽和钾，还有少量蛋白质。

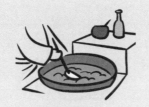

5

但是，肉类所含的绝大多数营养物质是非水溶性的，钙、铁和90%以上的蛋白质还保留在肉块中。

钙

铁

蛋白质

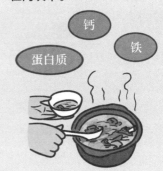

下面就用一道名菜——瓦罐鸡，
来列表对比一下营养素的含量。

营养素	鸡肉	鸡汤	营养素	鸡肉	鸡汤
能量（千卡）	190.00	27.00	烟酸（毫克）	0.50	0.00
蛋白质（克）	20.90	1.30	钙（毫克）	16.00	2.00
脂肪（克）	9.50	2.40	钠（毫克）	201.00	251.00
维生素 A（微克视黄醇当量）	63.00	0.00	铁（毫克）	1.90	0.30
核黄素（维生素 B_2）（毫克）	0.21	0.07	锌（毫克）	2.20	0.00

那我听朋友说，不能溶在汤里的物质都是不易被人体消化的东西，吃了也没用啊。

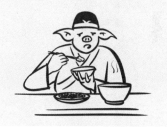

这可不对！说这话的人有可能不了解牙齿的功能，牙齿有强大的咀嚼作用；还可能是不了解消化系统。

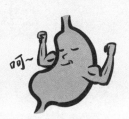

呵～

人的消化能力是很强的。

熊猫面馆

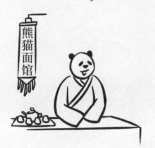

所以，对于健康的成年人，喝汤弃肉，无异于买椟还珠，完全起不到补铁、补钙的作用，蛋白质就更不用说了。

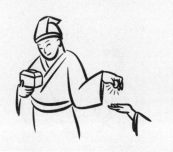

11

听您这么一说，肉汤的营养成分极度堪忧啊，那喝肉汤还有哪些害处呢？

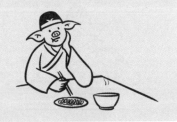

12

首先，肉汤高盐。尤其是外面饭店的"美味鲜汤"，含盐量往往很高，几碗汤下肚，加上点其他菜，远超一天6克的盐摄入量标准。

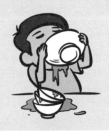

13

其次，肉汤高油。很多人喝汤都讲汤色乳白，越白越补。事实上，这种汤脂肪含量极高，常喝无益。

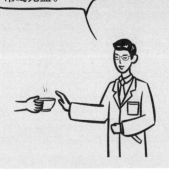

14

"白汤"是一种烹调手段，科学地讲，叫作脂肪的乳化。

这个您得好好讲讲。

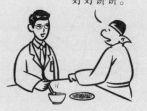

15

即经过长时间的熬制，食用油和肉自身所含的脂肪组织被粉碎为细小颗粒，再通过卵磷脂和一些蛋白质的乳化作用，最终形成"水包着油"的乳化液，也就是"白汤"。

乳化液
（白汤）

食用油　　肉自身的脂肪

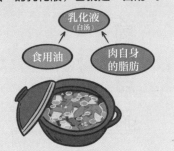

16

再次，肉汤中嘌呤含量高。长期饮用浓肉汤，会增加高尿酸血症的发病风险，进而导致痛风。

高尿酸血症

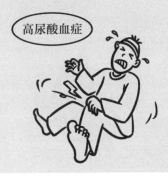

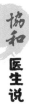

17

可是，教授，如果喝汤不好，那为什么很久以来，都流行喝汤的传统呢？

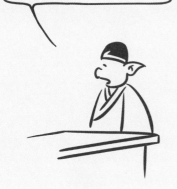

18

这明显是断章取义。古人喂食汤水，都是给那些老人、身体虚弱的人，以及消化功能比较差的人，以便快速供应能量，进而起到"滋补"作用；但正常人哪能靠喝汤维持生活。

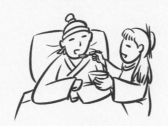

19

可有些人说，肉汤实在很美味啊，我就是想喝汤，这该怎么办呢？

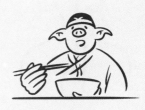

20

1. 喝汤不能弃肉。喝汤又吃肉，营养又健康，何乐而不为。

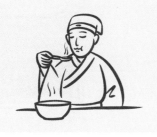

21

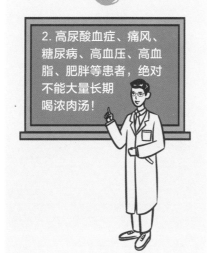

2. 高尿酸血症、痛风、糖尿病、高血压、高血脂、肥胖等患者，绝对不能大量长期喝浓肉汤！

22

3. 烹调肉汤要少放盐和油。咸汤喝多了，血压会上升；喝汤前应撇去浮油，以避免增肥。

少放

盐

23

4. 不要喝太烫的汤。过热的汤
会伤害口腔和食管黏膜，长期
喝 65℃以上的汤，可能会增加
患食管癌的风险。

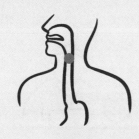

24

5. 别吃汤泡饭。对于孩子，汤
泡饭会使其咀嚼功能得不到锻
炼；对于成年人，饭粒被整粒
吞下，会增加胃的负担。

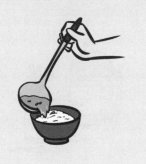

协和医生说

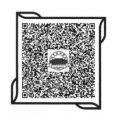

更多详情　请扫二维码

协和医生的世界杯夜宵菜单，
朋友们了解一下

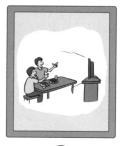

文字：北京协和医院 于 康

1

阿呆，我发现了，你是借着足球世界杯的由头，出来吃夜宵啊！你看看C罗的身材，再看看你的身材，还吃呢？

明明你也在吃了！

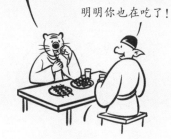

2

小虎，我们今天要讲的就是协和医生给出的熬夜看球要点！你看，于康教授就在邻座，快让他给我们传授些人生经验吧！

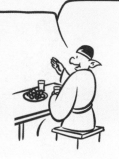

3

大家好！说起看球，康叔我这个真球迷绝对有话说！从1978年阿根廷世界杯起，我就开始看球了！

于康 教授

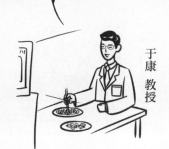

4

而且现在世界杯即将进入半决赛，强强对决，场场精彩！以健康为名，强迫别人不看是不对的。所以，咱们就讲讲熬夜看球要点！

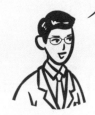

5

第一，量力而行。熬夜之前，一定先判断自己的"熬夜实力"，如果第二天能"满血复活"，学习工作无忧，那就可以适度尽兴。

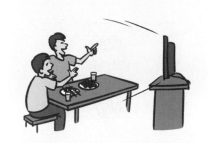

第一章 健康饮食

6

但是，如果熬夜一时爽，之后白天头晕眼花、疲倦嗜睡，甚至蒙头转向，那还是赶紧洗洗睡吧！强熬灰飞烟灭，你懂的。

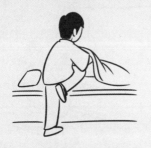

7

第二，就是喝不喝酒了！有人说熬夜看球，不喝酒吃肉哪能尽兴？其实康叔很羡慕你们的时代，我们看球的时候，物资极度匮乏，买酒都得凭票买！

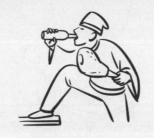

8

但是，过量饮酒，会导致腹胀、腹泻，入睡困难，以及次日凌晨血压反弹性地升高、心前区不适、睡眠中胃食管反流等。

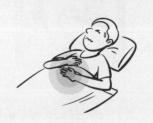

9

如果是高血压患者，熬夜喝酒可能会诱发心脏病；如果是胃肠道疾病患者，喝酒可能会诱发急性胰腺炎、急性胆囊炎等。

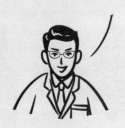

10

如果是血糖血脂异常者，喝酒可能会诱发血糖大幅波动；如果是高尿酸血症者，喝酒可诱发痛风急性发作；更有甚者，喝酒会导致猝死！

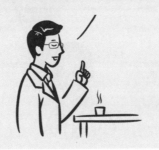

11

所以说，喝酒也要量力而行，看球事小，生命事大，保命为先！

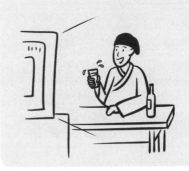

协和医生说

28

看球基本就是喝酒烤串，现在又多了小龙虾。康叔，这些不健康的食物，他们为什么还要吃啊？

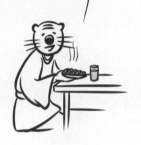

古人讲，天人合一。康叔说，人食合一。当情绪随球场波动时，心理变化就会催生生理变化，刺激性的食物就是迎合人们的感观需求。

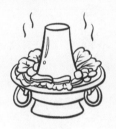

那我们该怎么吃这些有"危害"的食物呢？

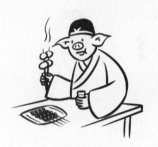

第一，控制总量。不给自己多吃的机会，例如一场球搭配一小瓶啤酒，慢慢品酌，搭配小碟的水果、巧克力、坚果等。

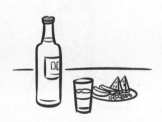

第二，慢进食。喝酒不要一饮而尽，吃肉不要大快朵颐，细嚼慢咽才是正确的进食方式。

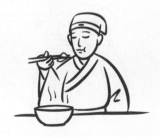

第三，烧烤秘诀。
如果"五行实在缺烧烤"，那么请用烤箱代替炭炉，烤出肉中油脂，但也应注意火候，尽量不要烤焦，否则产生多环芳烃这种致癌物就不好啦！

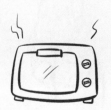

第一章 健康饮食

18

有人说，吃火锅上火，来点凉茶去去火；吃肉热量高，粗粮蔬菜平衡一下。这些说法对吗？

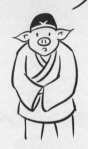

19

这种"食物拮抗"在目前并没有确切的科学依据。这么吃不仅不能"灭火"，而且还是火上浇油！

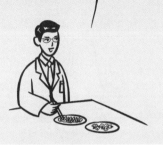

20

"冰火两重天"的饮食补救大法往往会导致消化道痉挛、食管灼伤和胃溃疡，所以想要远离消化道损伤，最重要的就是少吃刺激性食物。

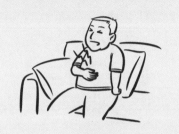

21

此外，过硬过烫的食物也是口腔和食管恶性肿瘤发病的重要危险因素，故应尽量避免口腔及消化道受到物理和化学刺激。

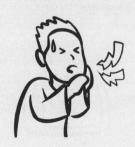

22

那吃肉吃多了，吃点水果"压一压"行不行？

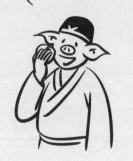

23

NO！你的胃已经超负荷了，让它歇一歇吧！管住嘴才是铁律，不要寄希望于"食物疗法"，不是所有的伤害都有解药！

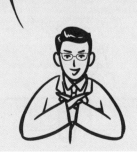

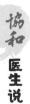

协和
医生说

如果实在吃出了问题，也不要网络搜索各种防吐止泻的"小偏方"，它们没有太多的科学依据，还是尽早就医为妙！

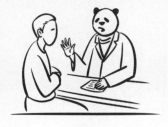

最后跟大家说一句，世界杯有很多届，但人的生命只有一次，孰重孰轻，一定要分清啊！

没毛病，谢谢康叔！

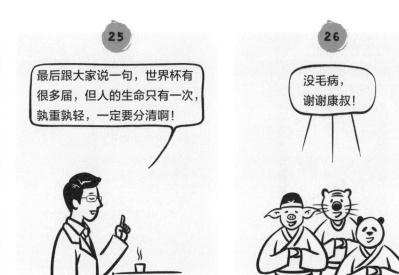

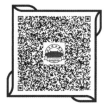

更多详情　请扫二维码

第一章　健康饮食

协和医生说

小龙虾毒素最多？
听听协和医生怎么说

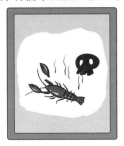

主审：北京协和医院 于 康
文字：北京协和医院 李 硕

1

呆呆，世界杯没有中国队，你熬夜看个什么劲儿啊？

虽然世界杯没有中国队，但是，有中国的小龙虾啊！

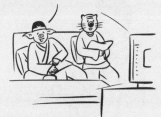

2

多少国际友人拜倒在麻辣小龙虾"裙下"！

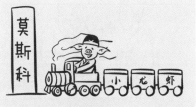

3

现在网上有帖子说，很多人吃小龙虾吃出了问题，到底小龙虾能不能吃，是否健康，还是请北京协和医院的李硕医生给大家讲讲吧！

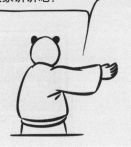

4

大家好！事物都有两面性，小龙虾（学名克氏原螯虾）同样亦正亦邪。小龙虾确实有各种不好的地方，如重金属超标、寄生虫等。

李硕 医生

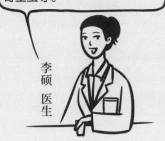

5

其实这和小龙虾的生理结构有直接关系，咱们先上图。

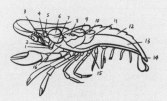

图示　淡水小龙虾的解剖结构
1. 口；2. 食管；3. 排泄管；4. 膀胱；
5. 绿腺；6. 胃；7. 神经；8. 幽门；
9. 心脏；10. 肝胰脏；11. 性腺；
12. 肠；13. 肌肉；14. 肛门；
15. 输卵管；16. 神经

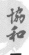

协和
医生说

6

从图中可以看出，小龙虾的多个器官都在头部，所以这里寄生虫、重金属污染最严重。

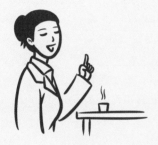

7

我的天！昨天我还吃了小龙虾，现在心慌慌！李医生，小龙虾里面都是什么样的寄生虫啊，很可怕么？

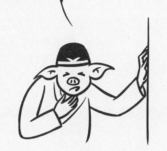

8

最常见的是肺吸虫。小龙虾是肺吸虫的第二中间宿主，人食用了未彻底清除肺吸虫囊蚴的小龙虾，就会致病。

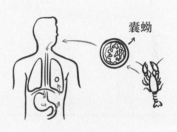

囊蚴

9

此病起病缓慢，主要表现为咳嗽、咳棕红色痰；而且肺吸虫还会侵犯别的器官，如脑、脊髓、胃肠道、腹腔和皮下组织等，要是侵犯到人脑，后果不堪设想。

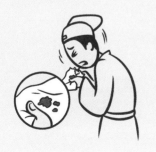

10

本来我脑子就不够用，可不能再被寄生虫吃了。呆呆在此发誓，以后就算饿死，也不吃小龙虾了！

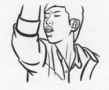

11

别急着全盘否定，其实小龙虾的营养价值还是很丰富的。首先，小龙虾蛋白质含量丰富，脂肪含量低，而且其脂肪大多是由不饱和脂肪酸组成，为人体所必需，好吃不易胖！

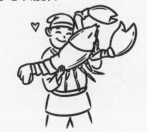

第一章 健康饮食

12

我们可以把小龙虾与牛肉对比，小龙虾的蛋白质含量为 18.9%，脂肪含量仅为 0.2%；牛肉的蛋白质含量 20.2%，脂肪含量则为 2.3%。

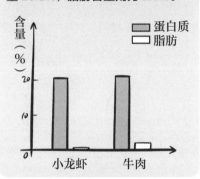

13

其次，小龙虾含有一定量的维生素 A、维生素 D 等。
再次，小龙虾含有多种矿物质，如钙、锌、铁、镁等常量和微量元素。
以上都是人体所必需的营养素。

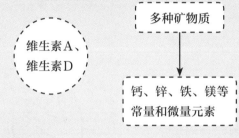

维生素A、维生素D

多种矿物质

钙、锌、铁、镁等常量和微量元素

14

那么问题来了，小龙虾怎么吃才健康呢？

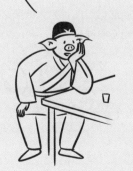

15

1. 小龙虾必须去筋去头！因为头和筋是累积重金属和寄生虫的地方，绝对不能吃！

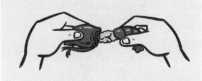

16

2. 鳃部发黑的小龙虾要先处理再食用！如果买的是活龙虾，但鳃部发黑，代表其生长环境不良。可以先在清水里养 1～2 天，待其吐尽杂质后，方能食用！

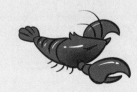

协和
医生说

34

3. 烹制前先高压杀虫！将小龙虾用高压锅压制 10 分钟，可彻底杀死体内的寄生虫囊蚴。

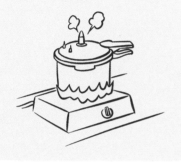

4. 警惕洗虾粉！洗虾粉可使小龙虾色泽光鲜，但其成分为草酸，是一种工业漂白剂，它与钙结合生成的草酸钙会导致肾结石。

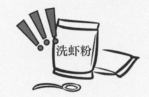

洗虾粉

教大家一个识别用洗虾粉处理过的小龙虾的妙招：被洗虾粉腐蚀过后的小龙虾有刺鼻气味，并且虾钳很容易脱落。看到这样的小龙虾，赶紧扔了！

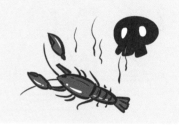

5. 死虾不能吃！吃死虾会有铅中毒危险。识别方法是死虾炒制之后的尾部是直的，而活虾炒制之后的尾部是蜷缩的，一定要注意辨别！

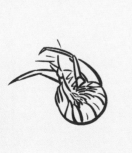
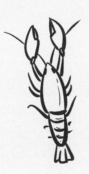

活虾　　　　　　死虾

6. 吃小龙虾不要喝啤酒！两者一起食用能够导致小龙虾的嘌呤核苷酸大量分解，经人体代谢后产生大量尿酸，从而导致痛风急性发作。

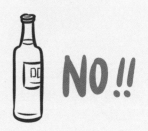

NO!!

第一章　健康饮食

所以说，小龙虾是好东西，但一定要精挑细选，合理烹饪！

小龙虾真香！

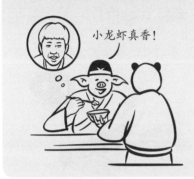

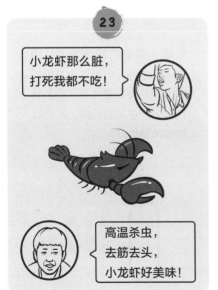

小龙虾那么脏，打死我都不吃！

高温杀虫，去筋去头，小龙虾好美味！

协和
医生
说

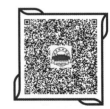

更多详情　请扫二维码

协和医生说

喝水就喝白开水，别的都是忽悠人

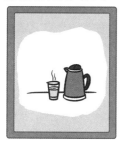

文字：北京协和医院 于 康

1

芷若啊，你最近咋变了呢？白开水不喝，反倒喝起了什么碱性水了？

2

你懂什么，我这是改变酸性体质。邻家二妞就喝碱性水，现在身体可好了！

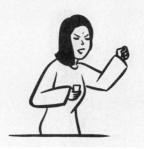

3

邻家二妞、隔壁二婶，这些人的话信不得啊！赶紧请北京协和医院于康教授给你讲讲喝水的学问吧！

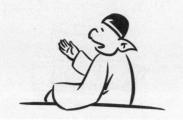

4

大家好！水对人体很重要，是人体的溶剂、清洁剂、冷却剂、润滑剂、缓冲剂。人可以3天无饭，但绝不能3天无水。想要健康，必须要正确认识水、选对水、喝对水。

请康叔传授秘诀！

于 康 教授

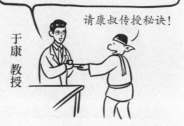

5

1. 不要迷信"概念水"。如碱性水、离子水，都是概念炒作大于实际作用的水，不要迷信。

碱性水

离子水

概念水

第一章 健康饮食

6

可是碱性水可以改变酸性体质啊，而且碱性体质健康啊！

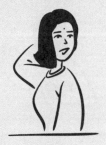

7

哈哈哈！人体的酸碱度是绝不可能通过食物改变的，喝水也一样。因为人体有完整的体液调节系统，不会通过饮食、饮水等外力而改变。

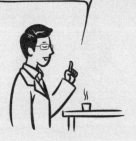

8

而且胃酸很强大，任何碱性食物进入胃，都会被胃酸变成酸性。你也别想把胃酸变成"胃碱"。如果胃酸变"胃碱"，人体就出毛病了！

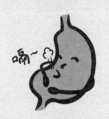

9

再者说，人体一些部位必须要保持酸性，如皮肤和女性的阴道，如果变成碱性，就不能保持正常的生理功能了。

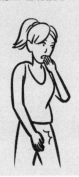

10

哎呀我的天，难道邻家二妞被收了一轮"智商税"？

于教授，喝水方面还有什么要注意的啊？本来就挣钱不多，就不要让我们"交税"了啊！

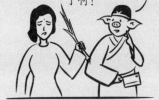

11

2.苏打水也没有那么多功能。苏打水就是小苏打溶液，即碳酸氢钠的水溶液，属于一种弱碱性水。

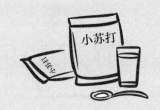

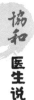

如果胃酸过多，可以喝一些苏打水中和胃酸；至于有人说苏打水洗脸能美白面部、祛除黑头，我想提醒你，这样做容易灼伤皮肤。

呆呆，看看我脸坏没坏！

完了，你又被收"智商税"了！

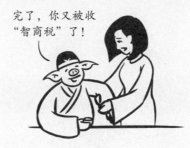
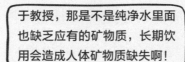

3.蒸馏水也没什么大不了。所谓蒸馏水，类似于做饭时锅盖上面吸附的水。不错，蒸馏水去除了自来水中的不少污染物，但同样去除了有益物质。

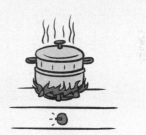

而且，纯度越高的蒸馏水，蒸馏次数越多。也就是说，你花了高价，买了一堆纯净水，纯的 H_2O。

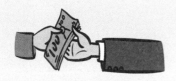

于教授，那是不是纯净水里面也缺乏应有的矿物质，长期饮用会造成人体矿物质缺失啊！

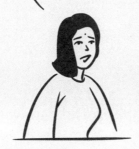

这也是我第 4 个要说的问题——纯净水。纯净水与普通水相比，只不过没有提供更多的矿物质，但是水的作用不是提供矿物质、补充营养，而是运输营养。

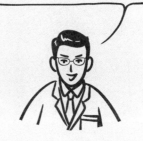

第一章 健康饮食

18

喝纯净水不会导致人体矿物质缺乏、不会得"软骨病"、不会导致"酸性体质"，质量合格的纯净水对人没有危害。

19

但是纯净水贵啊！咱还是喝自来水吧！

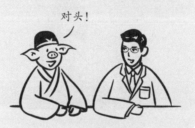

对头！

20

既然纯净水没有矿物质，那矿物质水是不是就能把微量元素补回来了？

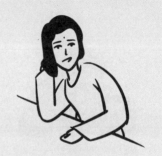

21

我个人不推荐人工添加矿物质的水，因为标准不统一，如镁、钾离子过多，会造成钙的流失。

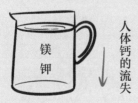

镁 钾

人体钙的流失

22

而且，矿物质主要通过肾脏以尿液的形式排出体外，如果人体内积累过多的矿物质，会加重肾脏负担，容易引发肾结石等疾病。还有肾功能有障碍的人，不能饮用矿泉水。

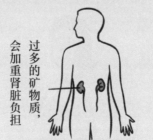

过多的矿物质，会加重肾脏负担

23

那山区的居民们，天天喝矿泉水，身体岂不是非常差？

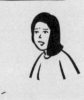

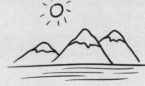

协和医生说

40

24

这也不是，天然矿泉水是相当好的水，比任何概念水都好。为什么天然的好？我只能说，这是自然的力量，以及生命的奥秘。

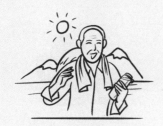

25

但是，也不要指望靠饮用天然矿泉水来满足人体矿物质的需要，比如说人体每天需要 800 毫克的钙，这需要你每天饮用几十升矿泉水才够。

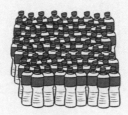

26

那有些人说，早晨一杯淡盐水、淡蜂蜜水、淡茶水，对身体好。请问于教授是这样吗？

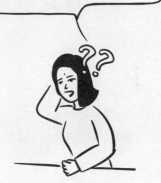

27

这也要分情况，如果患有便秘，早晨可以来一杯淡蜂蜜水。淡蜂蜜水要用温水冲，200 毫升的温水，放一小勺蜂蜜即可。

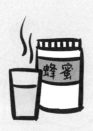

28

至于淡盐水，不推荐。尤其是患有高血压病的老年人，更不推荐。因为心血管病最不稳定的时候就是早晨，这时候你再给人体加"钠"，纯属找事。

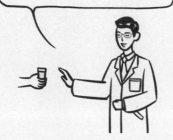

29

至于淡盐水杀灭体内细菌，这更是毫无科学依据。因为胃肠里面的细菌很多是有益的，你没事杀它们干啥！

我是忠臣啊，请住手！

细菌

淡盐水

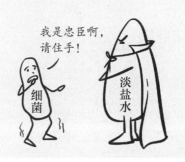

30

淡茶水、柠檬水也不错。但是，要注意，别喝浓茶，别喝隔夜茶。空腹喝浓茶，会对心率有很大影响。

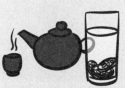

31

于教授，这说来说去，最好的水还是白开水啊！

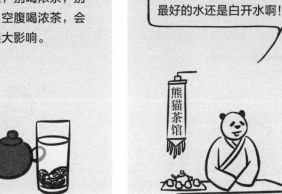

熊猫茶馆

32

必须的啊！白开水现烧、现晾、现喝。在 4 小时以内饮用，水活性最佳；4 小时之后，水活性开始下降；过了 24 小时，就不能喝了。

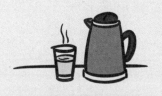

33

懂了，谢谢于教授！

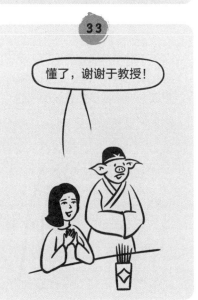

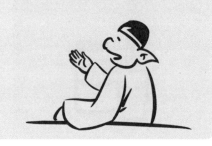

补钙吃钙片，你吃对了吗

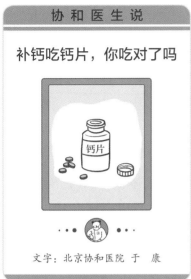

文字：北京协和医院 于 康

1

呆呆，我老妈最近缺钙了，她吃了钙片，也没啥作用啊！

2

老人吃钙片可有学问呢！这样，咱们请北京协和医院于康教授给大家讲讲吃钙片的相关知识吧！

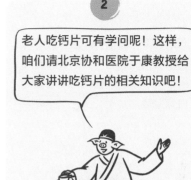

3

吃钙片，一定要记住两个原则：
1. 提高吸收效率；
2. 减少不良反应。

于康 教授

4

口服途径摄入的钙剂，进入人体后，均需要在胃酸的作用下解离为钙离子，才能很好地被吸收利用。

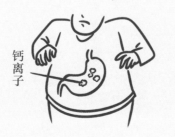

钙离子

5

所以在服用钙剂的时候，如果能随三餐一起服用，胃液就能大量分泌，这样就有利于钙片解离出更多的钙离子。

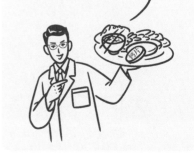

第一章 健康饮食

6

而且食物与钙剂一起进入胃后，随着食糜的蠕动，胃酸会加速分泌，食糜蠕动还会让胃液与食物加速接触。

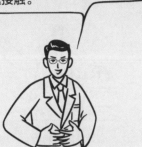

7

钙剂经食物混合并搅拌在一起，对于一些碱性强的钙剂还可以起到一定的中和作用，以减少钙剂对胃黏膜的刺激。

减少
胃黏膜刺激

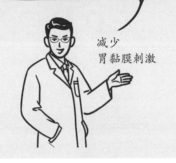

8

小孩和老人，由于其消化能力不强，尤其要注意不要空腹食用钙片。

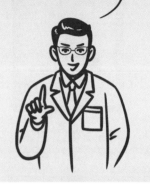

9

钙片有很多种，有一天三次服用的，也有晚上服用一次的。但不管是哪种，都要跟着饭一起吃。

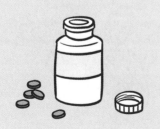

10

原来吃钙片还有这么深的学问！除了和饭一起吃之外，别的还有什么要注意的？

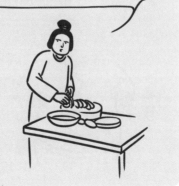

11

补钙也有最佳时间。人体补钙最佳时间就是晚上临睡前。因为我们血液里的钙是平衡的，白天在食物中摄取的钙，会从尿液中排出来。

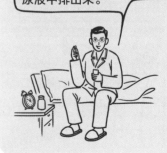

晚上由于不进食，所以第二天早上第一次上厕所排出的钙，就是从骨骼中释放出来，进入血液里的。

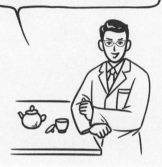

所以说，为了让血钙保持平稳的水平，避免骨头中的钙释放入血，缺钙的人，晚上这次钙片是绝对不能落下的。

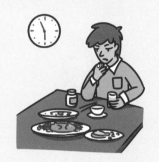

而且，由于人体调节钙的激素在昼夜间分泌不同，所以人体血钙会在夜间水平较低。

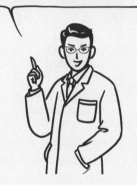

这种低血钙的现象，还会刺激甲状旁腺激素分泌，进一步加速骨骼中的钙分解，如果这时候吃钙片，让血液里钙多了，自然就不再动用骨头里的钙了。

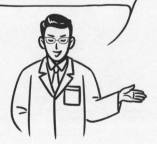

所以，晚餐的时候吃钙片，才是缺钙朋友们补钙的最佳时机！

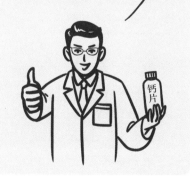

明白了，谢谢于教授，我这就告诉我妈去！

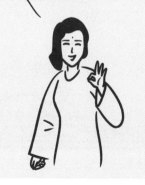

一天吃五顿也能减肥？
看看协和医生怎么说

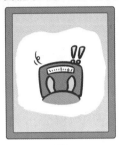

文字：北京协和医院 何书励 朱惠娟

1

我的天！转眼间 6 月份了，又到了一年一度的"露肉"季节！可是姐姐我……唉，要怪就怪呆呆，没事就做好吃的，让我没法露出好身材啊！

2

真是的！做饭好吃竟然也是罪过。其实每个胖子，都是吃饭精致的人。你说是吧，熊猫。

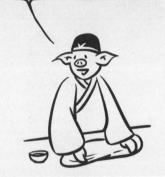

3

我不胖……谁说吃饭精致的人都是胖子的？有请北京协和医院的何书励医生给我"申冤"吧。

4

大家好，熊猫、呆呆，有一点我要夸你们：你们吃饭很精致，拉面劲道，汤浓肉烂；花茶清香，沁人心脾。但是，实不相瞒，你俩确实是胖啊。

何书励 医生

5

世界就是这么不公平，为啥精致的生活，反而发胖了？

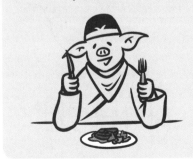

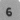

那需要问问你自己啊。减肥，首先要求摄入的能量小于消耗的能量，你平常运动量够吗？

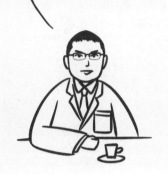

哥哥我平常工作很"烧脑"。听说脑力工作也能消耗掉大量的能量呢。你再看熊猫，前几天"烧脑"烧的，"CPU"温度直线升高，都脱毛了！

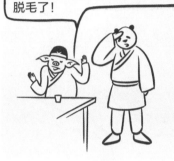

呆呆，我跟你说，脑力劳动虽然消耗能量，但主要是葡萄糖。要想把脂肪耗下去，必须要使用肌肉，尤其是腿部肌肉。

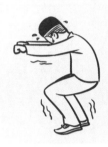

脂肪能储存大量能量，特别适合长途旅行。所以，你应该知道怎么办了吧！

啥也别说了，跑步吧！

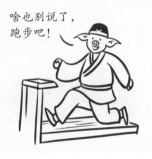

能量支出是一方面，能量摄入又是一方面，比如说，你有没有喝饮料啊？要知道，500毫升饮料的能量，相当于一两（50克）米饭产生的能量！

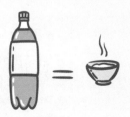

500ml 含糖饮料

呆呆别急，精致的饮食，不一定都会让人发胖。我这里有个"一天吃五顿也能减肥"的法子，可以传授给你。

这位是？

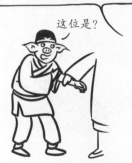

第一章 健康饮食

12

这是北京协和医院内分泌科的朱惠娟教授，她为顽固性肥胖人群量身打造的"1天5吃"的变瘦秘籍，大大有名！哎，呆呆，人呢？

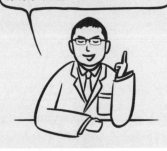

13

给您行个五体投地的大礼！

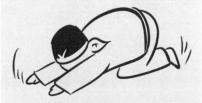

14

呆呆大礼，受之不起啊！快请起。我赶紧说第一餐。

朱惠娟 教授

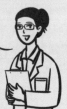

第一餐：早上 07：00
主食：1 个煮鸡蛋，一杯脱脂牛奶，一碗杂粮粥。
肉：（无）
水果、蔬菜：适量蔬菜。

15

要记住一点，不吃早餐容易变胖！因为如果不吃早餐，身体会误认为自己处于"饥荒"状态，再吃食物的时候，吸收得会更好，更容易发胖！

让他不吃早餐，胖死他！

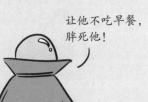

协和医生说

48

16

第二餐：10：00
加餐"爆浆水果"。
如：蓝莓、草莓、树莓、葡萄。

间食可以是"爆浆水果"，是指那种放嘴里一咬，果汁就会溢出来的浆果。它们含有丰富的维生素，还含有一种物质叫白藜芦醇，能够抗氧化、有助于改善胰岛素抵抗。

17

但是，浆果吃多了依旧会显著增加摄入的热量。当然也可以用自己喜欢的别的口味的水果替代，但是一定要注意控制甜度大的水果的摄入量。

18

第三餐：12：00
主食：1~2两（50~100克）。
肉：适量红肉（半个手掌
大小，一个手掌厚度）。
蔬菜／水果：青菜，豆腐。

午饭一定要注意，
肉类烹调过程中，
应避免使用酱汁和
淀粉，因为这些调
料中也含有糖，增
加了热量的摄入。

19

第四餐：16：00
加餐：一杯豆浆或
藜麦饮品。

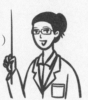

下午四点是最容
易让人有饥饿感
的时间，一杯豆
浆或藜麦（杂粮）
饮品为最好的加
餐，可以增加
饱腹感。

20

第五餐：19：00
主食：1~2两（50~100克）
可以掺入少量粗粮。
肉：少量白肉（鱼肉、海鲜），
或豆腐250克。
蔬菜／水果：青菜250克。

晚餐应清淡。因为
晚餐后由于人体不
会再有较大体力活
动，此时再摄入过
量的食物，这些能
量很容易变成脂肪
储存下来。

21

我都记住了！一天吃五顿再加
上适量的运动，这样我若再减
不下来，那肯定是称体重的秤
出问题了。

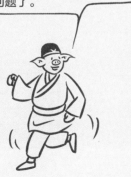

22

呆呆，千万别轻敌，脂肪细胞是脂肪温暖舒适的家，脂肪不会轻易
离开它。用体脂秤可以轻松测出自己的身体成分，每天称一下，就
知道减下去的是脂肪、肌肉还是水分了！

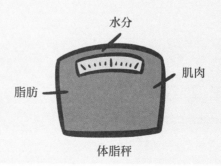

水分

肌肉

脂肪

体脂秤

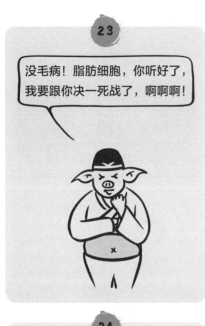

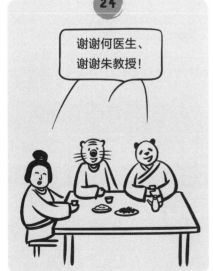

更多详情 请扫二维码

为什么春笋是 "素食第一品"

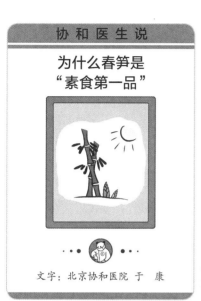

文字：北京协和医院 于 康

1

天气越来越热了，有没有什么比较爽口的美食呀？

大吃货！

2

当然要推荐我最爱的春笋啦！这样，咱们请北京协和医院的于康教授给大家讲讲春笋的相关学问吧。

3

要论春笋好还是坏，先要弄明白春笋是个啥。春笋是楠竹竹根侧芽发育出来的嫩芽。

于康 教授

4

一般春笋大多生长在山区。换句话说，空气好、山水好的地方容易生长春笋。而在这样的自然环境生长出来的春笋，也比较干净和纯粹。

5

春笋又被称为"山八珍"，烹调时无论是凉拌、煎炒还是熬汤，均鲜嫩清香，是人们最爱的佳肴之一。

凉拌

熬汤

煎炒

第一章 健康饮食

6

我国各地均有很多有名的笋菜，比如"春笋烧鲥鱼""春笋白拌鸡"，沪菜中的"枸杞春笋"，陕菜中的"春笋焖肉"等。

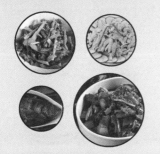

7

于教授，吃春笋有什么好处啊？

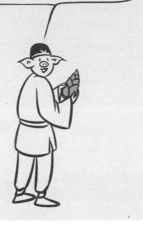

8

春笋有个绰号，叫作"素食第一品"。对于害怕脂肪，需要远离油腻的人来说，是最合适不过的食物。

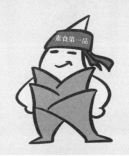

9

你吃了这么多笋，为何还如此油腻？

你没看到我每天都在下厨吗？

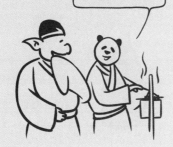

10

尤其到了春天，野外烧烤此起彼伏，这周吃完了下周吃，油腻得要命。所以，这也恰恰是吃春笋配菜的最好季节。

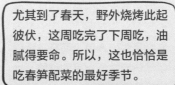
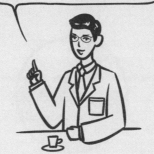

11

那您说的"素食第一品"，又是什么意思呢？或者说，蔬菜那么多，为什么春笋独占鳌头？

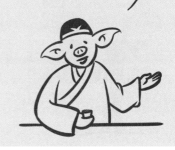

12

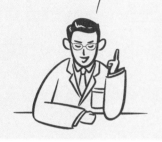

所谓"素食第一品"，除了指其自身是素菜外，它还可以减少人体对油脂的吸收，使油脂加速代谢排出体外。

13

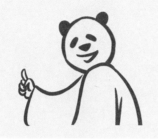

春笋真的就是为春天而生的啊！

14

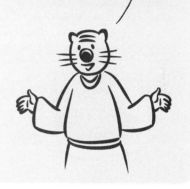

那于教授，春笋有哪些人不能吃呢？

15

1. 结石患者不适合吃。
因为春笋里含有比较多的草酸，草酸与钙结合以后容易形成草酸盐结石，如尿路结石、肾结石、输尿管结石等。

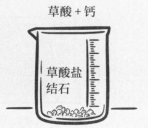

草酸 + 钙

草酸盐结石

16

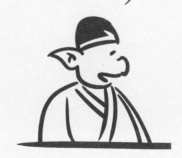

那我没有结石，是不是可以随便吃呢？

17

即使是正常人，为了避免草酸对人体的伤害，在吃之前也应该将春笋放在沸水里焯一下，以去除草酸。

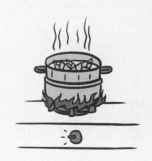

18

注意，消除春笋里面的草酸要比菠菜里的草酸难，一般需要焯 5 ~ 10 分钟。焯熟之后，为了营养价值最大化，最好凉拌着吃，而且一次不要吃太多。

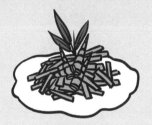

19

2. 消化不良、胃不舒服、肠道功能弱的人要少吃。因为这些人吃了春笋以后会觉得肚子难受、发胀，建议吃的时候充分咀嚼，不要狼吞虎咽。

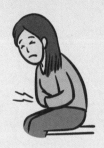

20

3. 过敏体质者不适合吃。春笋里含有一些氨基酸，有些人对这些氨基酸过敏。虽说过敏反应不常见，但如果发生过的话，还是不要吃了。

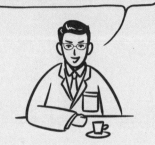

21

明白了，春笋虽好，也要正确烹调，合理食用。谢谢于教授！希望烧烤的小伙伴，适量吃春笋，正确减脂肪！

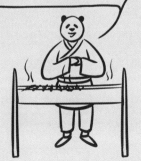

协和医生说

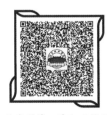

更多详情　请扫二维码

健康的夜宵怎么吃

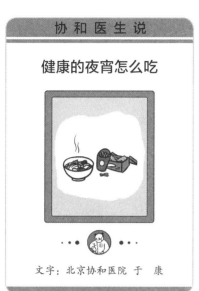

文字：北京协和医院 于 康

1

夜幕降临，星光闪烁，总有些人难解美食之欲。不如来咱熊猫面馆解解馋。

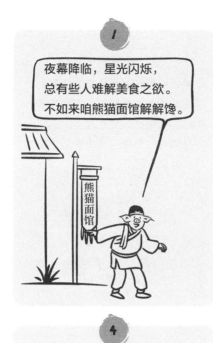

2

呆呆，你是从医人员，怎么能给大家推荐这种不健康的饮食习惯呢？我要惩罚你，扣除你200块钱工资，给我加餐。

3

哈哈！二位不要争，夜宵也未必不健康，甚至，对一些人群还很有用处！

扎心了，小虎！

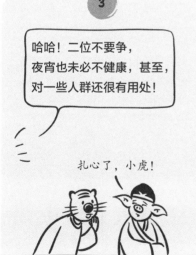

4

呦！这不是北京协和医院临床营养科的于康教授吗，快给大家讲讲夜宵的学问吧！

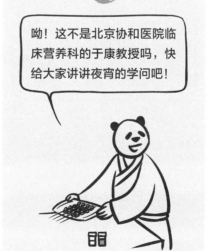

5

提到夜宵，不少人会想，路边烧烤可是社交利器啊，或者麻辣烫、炸鸡加薯条……其实，长期且大量进食这些食物对健康非常不利，我们可以称之为"深夜恶魔"。

于康 教授

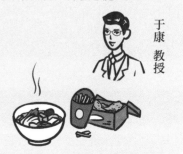

第一章 健康饮食

6

不错，这叫"马无夜草不肥"，别问我怎么这么胖的！

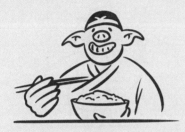

7

事实上，对于熬夜的学生（虽然我们并不提倡熬夜）或身体虚弱的老年人来讲，选择合适的夜宵是必需的。甚至，还有几类人，不加一顿夜宵还可能有健康风险。

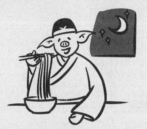

8

于教授，究竟是哪几类人是不吃夜宵会有健康风险呢？

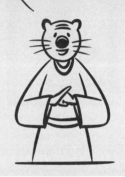

9

第一，糖尿病患者首当其冲。糖尿病患者的血糖在夜里低到身体难以忍受的时候，就会对身体产生伤害，还会出现"触底反弹"的现象，到了清晨，血糖反而会升高。

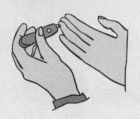

10

血糖忽高忽低，对身体伤害很大。如果我们夜里加点餐，不让血糖"触底"，使血糖尽量平稳，就降低了"反弹"的风险。

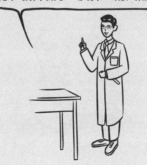

11

第二，肝病患者也会有类似问题。饥饿导致体内脂肪和蛋白质被氧化分解去参与供能，严重影响肝硬化患者肝功能的恢复。

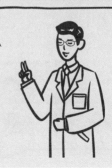

肝硬化患者饥饿一个夜晚的代谢异常，相当于正常人饥饿 3 天的代谢异常。

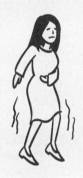

饿 3 天？我的天，非常可怕！

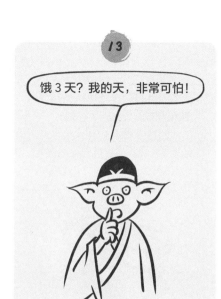

但是，深夜加餐也是有讲究的。烤串、麻辣烫、炸鸡、薯条、凉皮这些所谓味道好的食物，轻者增加胃肠负担，使身体发胖，重则有致癌的风险。

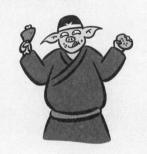

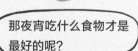

那夜宵吃什么食物才是最好的呢？

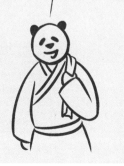

有营养，不发胖，吃完了不影响睡觉，最好再有点安神助眠作用的加餐，才是最科学的。

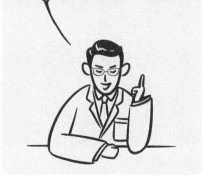

我给大家推荐 4 种食材，是真正的夜宵佳品。
1. 苹果。苹果含有丰富的糖类（碳水化合物）和维生素 C，其中含有的五羟色胺酸更能愉悦心情。

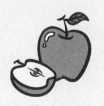

2. 火龙果。它含有水溶性的膳食纤维，不但可以助消化，还可以保护胃黏膜。

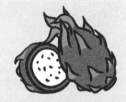

19

3. 全麦饼干。好的全麦食品中含膳食纤维，还可以供能、增加饱腹感。

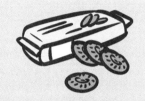

4. 花生酱。花生酱不仅含有丰富的糖类，还含有人体必需的脂肪酸、足量的钙；更重要的一点，它还有安神助眠的功效。

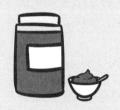

21

这里我就要插一句了，这4种食材，怎么组合最好吃呢？

像制作三明治一样将花生酱抹到饼干和水果之间即可，但不要贪吃哦！

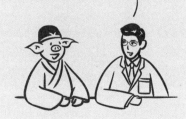

OK，以后咱就准备这道夜宵！

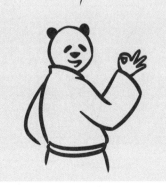

协和
医生说

更多详情　请扫二维码

58

协和医生说

喝茶好处多，别犯这些错

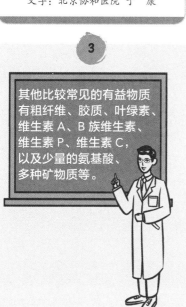

文字：北京协和医院 于 康

1

小茶壶、工夫茶，小虎，年纪轻轻就学会养生了？

必须的，喝茶好处多，不信你问问于康教授。

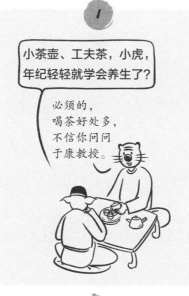

2

喝茶好处多，咱中国人都知道。茶叶里面含有多种对人体有益的物质，研究已证实的有茶多酚、咖啡因、茶多糖等。

于康 教授

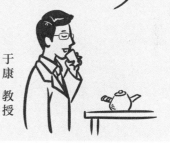

3

其他比较常见的有益物质有粗纤维、胶质、叶绿素、维生素 A、B 族维生素、维生素 P、维生素 C，以及少量的氨基酸、多种矿物质等。

4

长期喝茶有助于人体健康和降低某些疾病的发病风险，中老年人应该适量多喝茶。

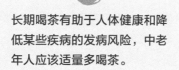

5

那喝茶的具体好处都有哪些呢？

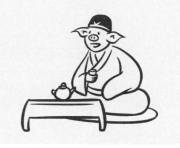

第一章 健康饮食

6

1. 喝茶有助于抗氧化。茶叶中的茶多酚有强大的抗氧化作用，是人体多余自由基的清除剂。

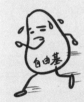

7

研究表明，1毫克茶多酚清除人体有害的自由基效能，相当于9微克的超氧化物歧化酶，英文缩写SOD；而且，茶多酚抗氧化作用比维生素E强18倍。

8

哎呀！那我就不用什么护肤品了，改喝茶了！

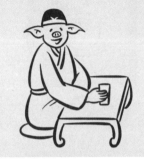

9

2. 喝茶有助于预防和治疗辐射伤害。茶多酚及其氧化产物具有吸收放射性物质的能力。

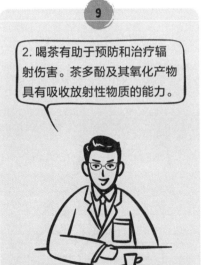

10

另外，动物研究提示茶叶提取物对因放射辐射引起的白细胞减少症，也有一定的改善效果。

你的茶叶带了吗？

你的茶叶带了吗？

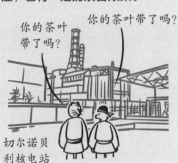

切尔诺贝利核电站

友情提示：茶叶不能逆转辐射的危害，应避免人体接受意外辐射。

11

3. 喝茶可以提神醒脑，利尿解乏。茶叶中的咖啡因对人体有多方面的积极作用，它能增强大脑皮质的兴奋过程，使人精神振奋，增加思维和记忆能力。

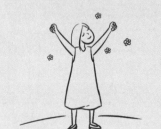

喝茶还会刺激肾脏，让尿液迅速排出体外，提高肾脏的滤出率，减少有害物质在肾脏的停留时间。

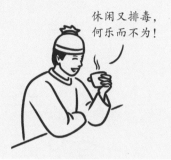

休闲又排毒，何乐而不为！

茶里的咖啡因还可以排除尿液中的过量乳酸，有助于尽快缓解疲劳。

不错，我老爸就是这样。本来干一天活挺累的，喝点茶就精神了！

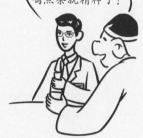

4. 喝茶有助于降脂、消化和减肥。茶叶中的咖啡因、维生素 B_1、维生素 C 都能提高胃液的分泌量，帮助消化。

咖啡因　维生素 B_1　维生素 C

刮刮油，真好！

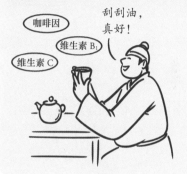

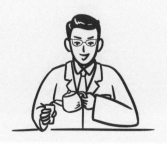

茶中含有的芳香族化合物也可以溶解脂肪，防止脂肪在体内积滞。

哎呀，喝茶竟然有这么多好处！那于教授，什么茶叶比较好啊？有人说绿茶比红茶好，是这样吗？

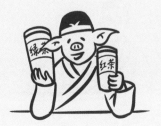

当然不是，绿茶红茶，各有各的好处。绿茶由于不是发酵茶，其营养成分如茶多酚、咖啡因等保留得比较多。

18

红茶在发酵的过程中，虽然茶多酚、咖啡因等营养物质在减少，但这更适合对咖啡因不耐受的人饮用。

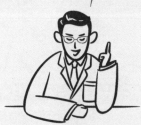

19

总体来说，如果您不耐受茶多酚、咖啡因，喝了之后心慌、胃痛，您就可以选择红茶。如果您感觉喝了绿茶很舒服，就可以选择绿茶。

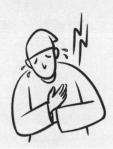

20

于教授，那有些人说，绿茶可以防癌，这到底是不是真的？

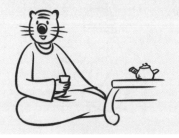

21

从理论上来说，绿茶确实能阻断亚硝酸盐形成亚硝铵，应该能预防亚硝酸盐引起的胃癌、直肠癌、结肠癌等癌症；但是，这些观点目前还缺乏充足的、有分量的数据资料。

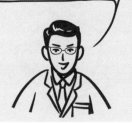

22

目前我们还不能肯定绿茶的防癌功效，同样，我们需要更多的科学证据证明。

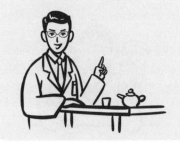

23

那于教授，咱们喝茶还有没有需要注意的问题？

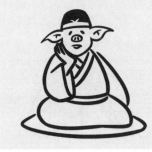

第一，茶不是越新鲜越好。因为茶叶里面的多酚、醇、醛，都需要氧化后才能发挥对人体的积极作用。

而过于新鲜（现采现制、存放时间小于1个月）的茶叶，这些物质还没来得及氧化，长期饮用这种新茶，会刺激人的胃黏膜，个别人还会出现腹泻、腹胀等不良反应。

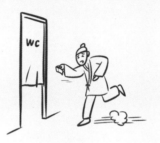

一般来说，茶叶都要存放一个月后再饮用；胃肠道不适的患者，更不要喝新鲜采摘的茶。

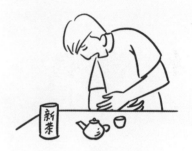

第二，不要喝浓茶。喝茶过浓，会让人出现心率加快、甚至心律不齐等不良反应；还会导致失眠、睡前兴奋的症状；如果睡前喝浓茶，还会让人更容易发生骨质疏松；喝浓茶还可能造成胃溃疡。

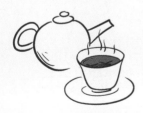

淡茶水才是比较好的饮品。尤其中老年人，茶水可以和白开水交替饮用，对身体健康非常有利。

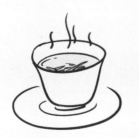

第三，奶茶未必是好饮品。因为茶叶中的茶碱和单宁酸会与乳制品中的钙元素结合，生成不溶于水的钙盐排出体外，大大降低牛奶的营养价值。

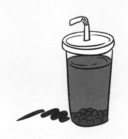

第四，不用茶水服药。茶中的鞣酸会和很多药物中的成分形成沉淀，从而影响药效。

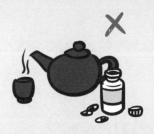

明白了，于教授，以后我也泡壶茶，健康又养生！

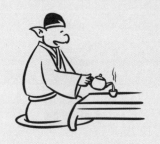

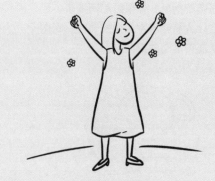

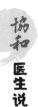

这些生活误区，大多数中国人不知道

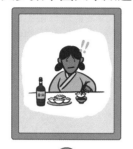

文字：北京协和医院 于 康

1

唉！现在朋友圈各种谣言乱飞，生活小妙招迭出，其实有很多是错误的。

2

不错，我们在生活中有很多误区，如果懂得识别和避免，日积月累，就会给自己积累一大笔健康财富。

于康 教授

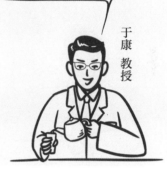

3

那于教授您可得讲讲，看看我中没中招。

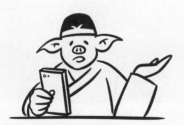

4

第一大误区：
开水烫碗筷，
可以消毒。
误读指数：4.5 颗星

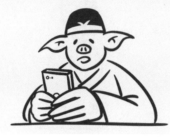

5

开水杀菌，是要达到特定温度条件的，也需要持续的时间。以沙门菌为例，该菌至少要在 70～80℃的环境中持续 5 分钟才可以杀死。

如果你只是烫一烫，实在是做不到杀菌啊！

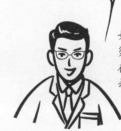

第一章 健康饮食

6

第二大误区：
饭后吃水果会长胖。
误读指数：3.5 颗星

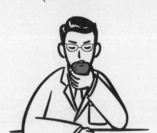

7

啊，难道不能长胖么？最近我都有小肚腩了，同事都说我是饭后吃水果吃的！

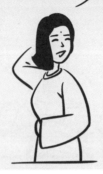

8

芷若姑娘，同样的胃容量下，一定是水果提供的能量少。而且，水果还能延长饱腹感，让你摄入能量少一些的同时减轻饥饿的感觉。

我只吃了一粒米却不饿，因为我吃了一堆甜瓜！

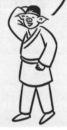

9

而且水果富含各种微量营养素和其他植物化学物，具有调节肠道微生态的功能，反而有益于控制体重。

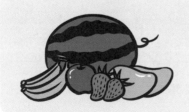

10

不错，胖子之所以成为胖子，绝不是因为吃水果造成的！

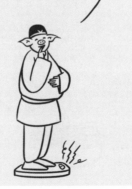

11

第三大误区：
膳食补充剂越贵越好。
误读指数：4 颗星

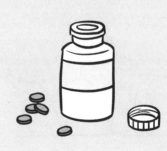

12

难道不是吗？我看某某广告上说，有一款维生素 C 保健品纯天然，无添加！昨儿我刚买，吃了感觉确实不一样呢。

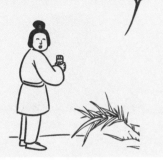

13

敏敏姑娘，你上当了！事实上，一块八一瓶的维生素 C，与上百元一瓶的维生素 C，有效成分都一样！而且维生素类最好的摄入方式是从平衡膳食中来，而不是吃补充剂。

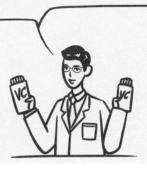

14

我想想，一块八一瓶的维生素 C，我要上社区开药，90% 报销，也就是 0.18 元，哈哈哈……敏敏……你却花几百元买，真是个天才！

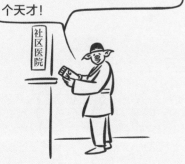

15

第四大误区：
高温油炒菜香。
误读指数：4 颗星

都说爆炒可增加香味，为大厨必修课啊！

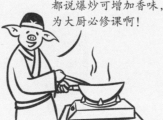

16

呆呆，你错了。高温油炒菜的时候会达到油的发烟点，不仅破坏油的营养成分，还会产生反式脂肪、烷类和苯类等有害物质。

第一章 健康饮食

17

所以说，炒菜既不宜高温、也不宜低温。热锅温油炒菜，不仅能留住营养，还能留住食物的新鲜口感。

18

香油、亚麻籽油、橄榄油更适合凉拌、蒸菜、做汤；而花生油、茶籽油和各种调和油，更适合炒菜、红烧。

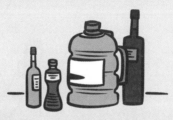

19

第五个误区：
吃酱油会让人肤色变黑。
误读指数：4 颗星

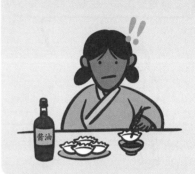

20

就是这样啊！
俺们姐妹都不吃酱油，
因为酱油吃多了会长雀斑。

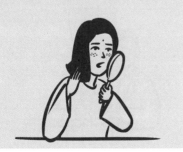

21

芷若，酱油是由大豆、小麦等经发酵而酿成的液体调味品，除了水之外，还含有盐、部分氨基酸、糖、有机酸等营养成分。

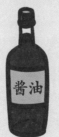

22

至于酱油中的黑颜色，是因为酱油里加了焦糖色，而焦糖色这种色素，是不会增加皮肤中黑色素的形成的。

焦糖色

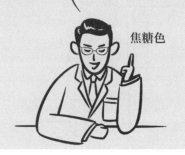

23

所以说，你肤色黑了些，只是因为你多晒太阳，身体健康而已。

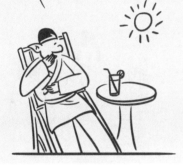

24

第六个误区：
喝骨头汤补钙。
误读指数：5 颗星

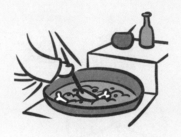

25

因为骨头中的钙多以羟基磷灰石形式存在，在水中基本不溶解。所以，补钙应该喝牛奶，而不是喝骨头汤。

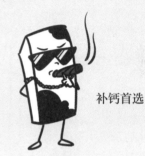

补钙首选

26

第七个误区：
豆浆雌激素多，
容易致癌。
误读指数：5 颗星

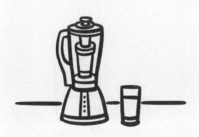

27

啊？不是说豆浆里雌激素多，吃多了容易得乳腺癌吗？

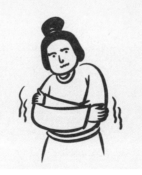

28

豆浆中含有植物性雌激素大豆异黄酮，但是大豆异黄酮与人体雌激素不能画等号。

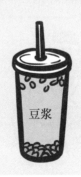

豆浆　大豆异黄酮

大量研究发现，吃中等量的大豆食品不会增加乳腺癌的风险，而且与那些吃较少量豆制品的人相比，吃大豆制品的女性的乳腺癌风险反而降低了25%！

不过需要说明的是，所谓大豆制品是指豆浆，而不是大豆蛋白粉！

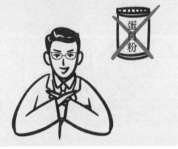

31

懂了，为了姐妹们的健康，多喝点豆浆！芷若妹子，你平常爱生气，更应该多喝点！

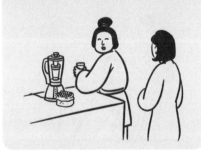

真是太长知识了，谢谢于教授！教授，时候不早了，中午就在面馆吃面吧！

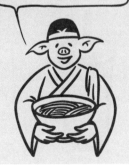

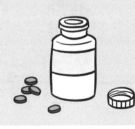

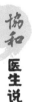

妇儿健康

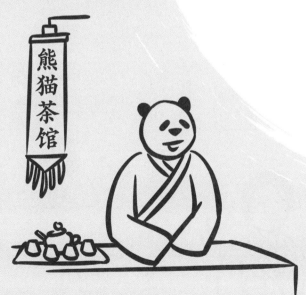

熊猫茶馆

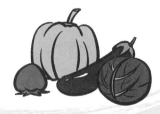

**流感高发季，
接种疫苗很重要**

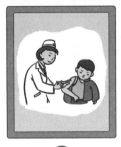

文字：北京协和医院 宋红梅

1

刚刚入冬，又到了流感高发季节，医院的儿科门诊又开始忙上了。真是苦了父母和儿科医生了！

2

熊猫，你空感叹有啥用？还是赶紧想想有什么应对的办法吧。

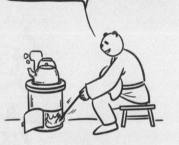

3

应对的办法？嘿嘿，问得早不如问得巧，北京协和医院儿科宋红梅教授就在那里，让她给你讲讲接种流感疫苗的学问吧！

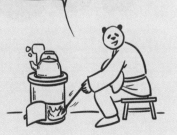

4

芷若姑娘，这里要跟你说一句，父母要想帮助孩子对付流感，自身先要把流感弄明白！

宋红梅 教授

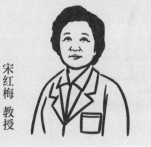

5

流感不就是个感冒嘛，难道还有别的说法？

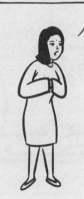

协和
医生
说

6

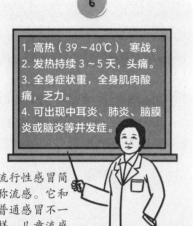

> 1. 高热（39～40℃）、寒战。
> 2. 发热持续3～5天，头痛。
> 3. 全身症状重，全身肌肉酸痛，乏力。
> 4. 可出现中耳炎、肺炎、脑膜炎或脑炎等并发症。

流行性感冒简称流感。它和普通感冒不一样。儿童流感的主要症状请见上面小黑板。

7

儿童流感是由流感病毒引起，这类病毒有明显的季节性，传染性极强，甚至在流感潜伏期内，也有极高的传染性。

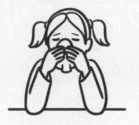

8

如果患者原本就有肺部疾病、心脑血管疾病等基础病，流感可能会诱发原有病情加重；流感本身还会导致肺炎、脑膜炎、脑炎等并发症，有的甚至危及生命。

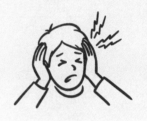

9

哎呀！那流感病毒这么厉害，小孩子怎么能挡得住啊。

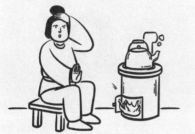

10

我们要想让孩子防住流感病毒，让自己消停一个冬天，除了给孩子提供营养均衡的膳食、督促孩子户外锻炼以增强体质外，还有一个办法——借助外力。而这个外力，就是流感疫苗。

11

从2009年以来，国际上流感疫苗接种率逐年上升。2015～2016年，美国儿童流感疫苗接种率约为60%，成人约为40%。

儿童 60%　　成人 40%

美国流感疫苗接种率

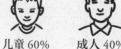

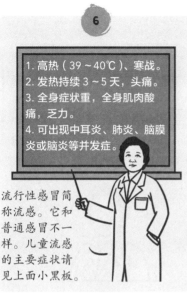

第二章　妇儿健康

12

可是我们在中国啊，中国和美国一样吗？

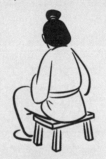

13

确实，各国对流感疫苗的推荐意见是不同的。但是，中国和美国在这点是一致的，都推荐6个月以上（包含6月龄）的儿童，每年接种流感疫苗。

6月龄及6个月以上的儿童

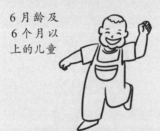

14

目前我国有的流感疫苗是三价疫苗和四价疫苗。三价疫苗含有两个甲型流感病毒株和1个乙型流感病毒株；四价疫苗则含有两个甲型流感病毒株和两个乙型流感病毒株。

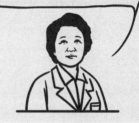

15

由于疫苗的病毒株是世界卫生组织和我国流感监测系统根据监测的结果选择的，所以每年的病毒株是不一样的。

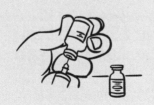

16

去年流行的病毒，不一定就是今年流行的病毒。所以，去年的疫苗，是不能预防今年的流感的。

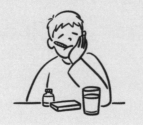

17

那宋教授，什么人适合三价流感疫苗，什么人适合四价流感疫苗呢？

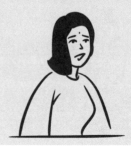

我这里有一张表格，你们可以看一下：

疫苗类型	剂型	适宜人群
三价灭活疫苗	0.25ml	6～35 个月龄
	0.5ml	≥ 36 个月龄
四价灭活疫苗	0.5ml	≥ 36 个月龄

那我听说，打疫苗都需要一定的时间，比如说 HPV 疫苗，得打 3 次呢，这流感疫苗需要打几次啊？

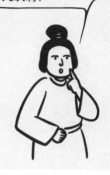

20

咱们还是用表说话：

接种人群	首次接种	接种时间	最佳接种位置
6 月龄～3 周岁	2 剂次（两次之间间隔 ≥ 4 周）	当地每年流感高发季节前 2～4 周接种	大腿前外侧
3 周岁以上	不论是否首次接种，都需要 1 次就行	当地每年流感高发季节前 2～4 周接种	上臂三角肌

也就是说，
6 月龄～3 周岁的儿童，
首次接种需要接种两次，
每次接种之间间隔大于
等于 4 周就可以了。

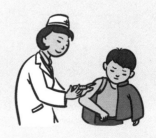

第二章　妇儿健康

22

而且，流感疫苗通常要在 2～4 周后才能在体内产生抗体，也就是"起作用"，这也是为什么流感疫苗要提前接种的原因。

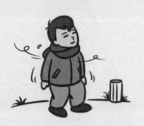

23

宋教授，接种疫苗后，是不是就不会得"感冒"了？

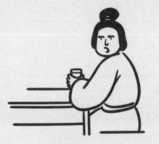

24

当然不是，流感疫苗只能预防流感，并不能预防普通感冒。因为普通感冒的病毒和流感病毒不一样。

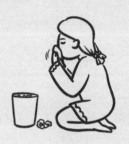

25

因此，在流感暴发期间，一定要做好以下几件事：
第一，流感患儿务必在家休息，绝不提倡孩子带病上学。

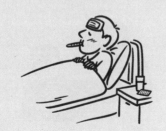

26

等等！宋教授，您的意思是让流感不要在孩子之间进行传播，这我可以理解，但孩子什么时候才能重新上课呢？

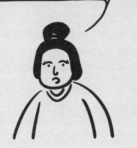

27

孩子直到症状发作后至少 7 日，或在不使用退热剂的情况下发热消退 24 小时，方可外出。因为即使接受治疗，完全清除体内病毒也需要 10 日。

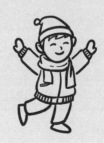

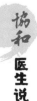
协和
医生说

76

第二，养成良好的个人卫生习惯，保持身体健康，少去人多、不通风的场所，勤洗手，多喝水。

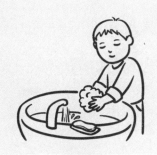

明白了，多谢宋教授！大家转发起来，让更多家长了解流感疫苗，过一个消停的冬天！

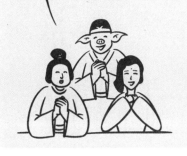

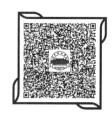

更多详情 请扫二维码

协和医生说

软饮料，
儿童健康的甜蜜杀手

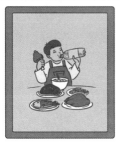

文字：北京协和医院 潘 慧

1

邻家小美的儿子，一个暑假喝了十几箱甜饮料，胖了10斤！现在家长怎么爱给孩子喝甜饮！

2

这算啥，我的一个"小病号"的奶奶说，自从小孩儿出生到现在，没喝过白开水，就喝软饮料。

潘慧 教授

3

潘教授，请您仔细讲讲，这软饮料有啥害处呀。

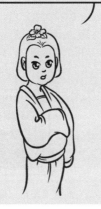

4

软饮料是经过包装的、酒精含量小于0.5%的饮料制品。那么，按照这个标准，除了啤酒、白酒、红酒，市面上大部分包装好的饮料都是软饮料。

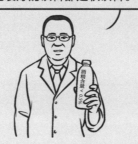

5

它的整个家族包括碳酸饮料、果汁饮料、蔬菜汁饮料、乳饮料、植物蛋白饮料、瓶装饮用水、茶饮料、固体饮料、功能饮料以及果味饮料等。

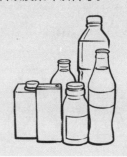

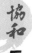

协和
医生说

6

我们可以从包装上找到软饮料的营养成分表，即 100 毫升该饮料含有的能量、蛋白质、脂肪、碳水化合物以及其他物质。

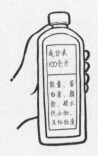

7

根据包装上的营养成分表，1 瓶 340 毫升的含糖碳酸饮料所含能量约为 150 千卡，相当于 40 ~ 50 克糖。

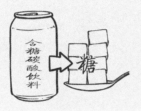

8

可是，总有人说，能量摄入是一个固定值，如果喝了碳酸饮料，孩子就感觉自己饱了，就不爱吃饭了，这样一来，不就找补回来了吗？

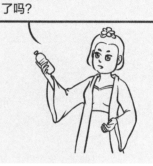

9

无稽之谈！据《美国医学会杂志》报道，个体增加液态碳水化合物的摄入，并不会相应减少其对固体状食物的摄入。

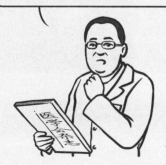

10

也就是说，如果孩子喝了一大罐高糖饮料，他也不会觉得饱，正餐照吃不误！

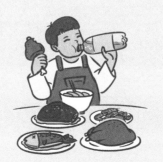

11

我们可以换算一下，每天摄入 40 ~ 50 克糖，正餐不少吃，一年后体重大约能增加 6.75 千克。

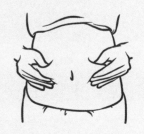

12

是啊，儿子在学校体育考核总也不及格。

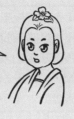

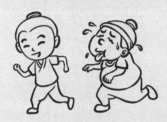

13

肥胖还容易导致 2 型糖尿病。研究显示，含糖饮料的摄入与 2 型糖尿病危险的增加有关。

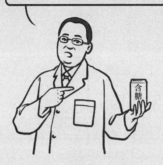

14

每天喝一瓶以上含糖软饮料的儿童，要比每月喝少于一瓶含糖饮料的儿童，患 2 型糖尿病的概率高出 1.28 ~ 1.39 倍。

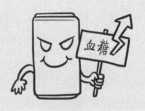

15

这是为什么呢，难道就这么点儿糖，就能让人得糖尿病？

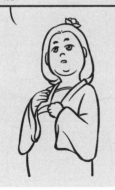

16

这么点儿糖？错了，这糖是特种糖！因为饮料要甜，需要加入高果糖玉米糖浆。这种物质不刺激胰岛素分泌，但可让脂肪显著增加！

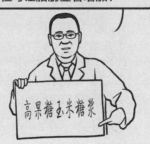

17

脂肪过多，就会引起胰岛素抵抗，最终导致 2 型糖尿病的发生。

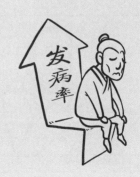

18

您刚才说到，为了增加甜度，他们放了"特种糖"，那软饮料里面是不是还有其他添加剂呢？

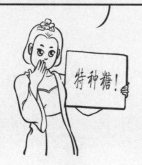

19

那当然。饮料，尤其是果味饮料，难免五颜六色，比如日落黄、喹啉黄、酸性红、诱惑红、柠檬黄、胭脂红等。有研究表明，食物中色素与儿童行为问题有关，例如多动症、行为过激等。

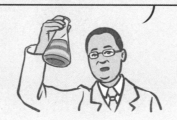

20

虽然美国食品药品监督管理局认为目前证据不足，但是提醒我国的家长，若儿童出现行为问题且无其他病理性原因，家长就应该考虑饮食原因了。

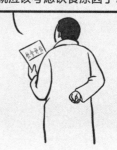

21

赤藓红色素是目前唯一已知的导致肿瘤的色素，早已被西方国家禁止使用。但在中国大都还在限量使用，甚至还能在网上买到。

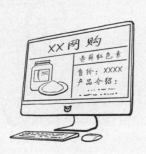

22

此外，部分饮料中还有咖啡因。美国研究者指出，凡是经常饮用含咖啡因饮料的孩子，夜间入睡慢、睡眠浅、容易醒；白天也容易打瞌睡，注意力不容易集中。

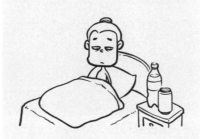

23

此外，您仔细注意一下，部分碳酸饮料里面是不是含有磷酸？大量磷酸摄入，会影响钙的吸收，引起钙磷比例失调。

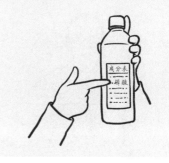

24

这就会导致青少年骨骼发育缓慢、骨质疏松。有资料显示，经常大量喝碳酸饮料的儿童发生骨折的危险是其他儿童的 3 倍。

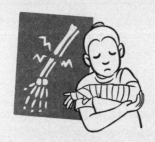

25

而且，碳酸饮料属于酸性，直接腐蚀牙釉质。甚至，它的高糖还会让牙菌斑中的致龋细菌产酸，导致龋齿。

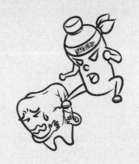

26

碳酸饮料对孩子来说，简直就是一个甜蜜的杀手啊。

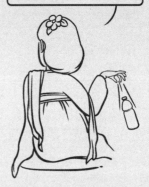

27

所以说，我建议：家长每天让孩子少喝一瓶软饮料，日积月累，孩子就有了一笔巨大的健康财富。

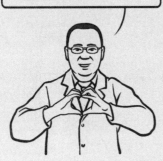

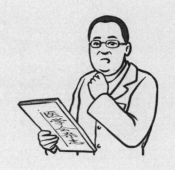

协和医生说

儿童近视怎么预防？听协和专家来解读

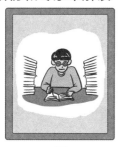

主审：北京协和医院 李 莹
文字：北京协和医院 李东辉

1

呆呆，这对联到现在你还没对上来呢？

今世进士，尽是近视！

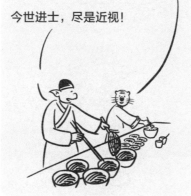

2

《中国义务教育质量监测报告》指出，四年级、八年级学生中，视力不良检出率分别达到 36.5% 和 65.3%，其中八年级学生视力重度不良比例超过 30%！

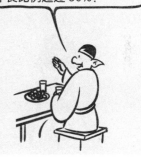

3

近视问题不但困扰着我们的孩子，还困扰着世界成千上万的孩子啊！

李东辉 验光师

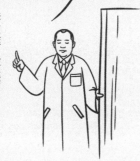

4

这不是北京协和医院的李东辉验光师吗？赶紧，给我们讲讲近视预防的问题吧！

5

60 年前，只有 10%～20% 的中国人患有近视。而 2014 年，教育部发布《全国学生体质与健康调研结果》，小学、初中、高中、大学生的视力低下检出率分别为 45.7%、74.3%、83.3%、86.4%。

学生视力低下检出率

小学	45.7%
初中	74.3%
高中	83.3%
大学	86.4%

第二章 妇儿健康

6

美国和欧洲也不遑多让,有50%以上的年轻人是近视;韩国最惨,在19岁的人群中,96.5%患有近视。

7

那为什么这么多孩子会近视呢?

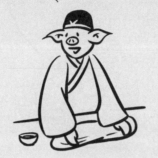

8

多年来,人们把近视归因于基因问题。20世纪60年代就有研究表明,近视在基因相同的双胞胎中更普遍。

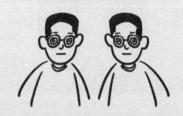

9

但是,基因也只是一部分原因。英国《自然》杂志援引多项研究指出,目前全球近视流行,主要原因是青少年户外活动时间不足。

10

澳大利亚的一项研究发现,孩子每天在户外活动1小时,近视率在3%左右;如果每日户外活动累积3小时,近视率只有0.8%。

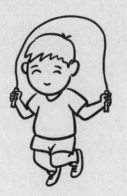

协和医生说

2009 年，摩根与广州中山眼科中心合作开始了一项为期 3 年的试验：在广州随机挑选 6 所学校，让六七岁的孩子每天在放学前增加一节 40 分钟的户外课；另外挑选 6 所学校，课程表不变作为对照。

在参加了户外课的 900 多名孩子中，9～10 岁开始近视的比例是 30%；而对照未参加户外活动的学校，近视的比例是 40%。这个研究提示，增加户外活动让近视发病率下降 10%。

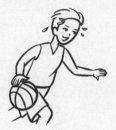

这么神奇！那就是说，一定要加强户外活动了！

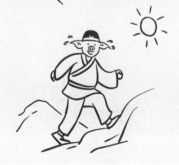

当然了！经常让孩子远眺，对常宅在家里的孩子来说，是非常重要的眼球放松机会。

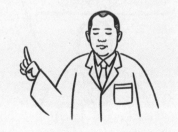

而且，太阳光可促使人体分泌更多的多巴胺，有效抑制眼轴增长，有效控制近视发展。这只要在户外运动、晒太阳就可以了。

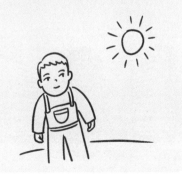

16

户外活动的时间，每天两个小时就足够，或者每周 10 个小时就行！只可惜，就这个要求，家长们也难以做到！

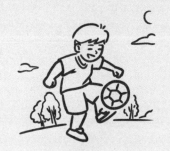

17

是啊，很多家长都说，孩子学业繁重，不上课外班根本跟不上，而这些课外班都在室内。

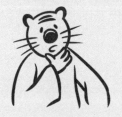

18

还有，很多家长也说，户外运动不安全。踢个球，容易把腿伤了；打篮球容易把腰扭了；打排球也不轻松。

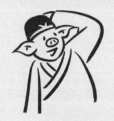

19

这都是借口。事实上，适度的户外活动，才更适合生活节奏紧张、学业负担重的孩子。

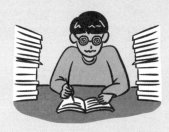

20

因为孩子集中精力的时间有限，最多 40 分钟，如果不休息，学习效率会明显下降。如果这时候在户外活动 15 分钟，不仅放松了眼睛，还有助于孩子下节课能集中精力学习。

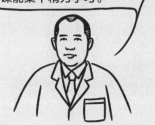

21

至于体育，更为重要。体育是教育不可分割的一部分。大家还记得吧，当年奥运冠军杨扬，看到体育课开展不佳，希望总理跟孩子上一节体育课。

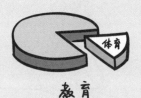

22

体育不论男女，都是好样的。女排奥运会冠军，男篮亚洲冠军，这是一种爱国励志教育，对孩子有非常积极的教育作用。

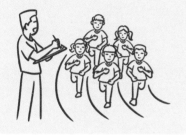

23

所以，德智体美劳全面发展，不只是让孩子学到更多的知识，还能让孩子获得更多的健康。

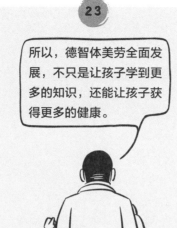

24

明白了，从今天开始，做一个德智体美劳全面发展的好青年！

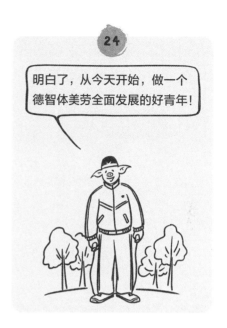

更多详情　请扫二维码

协和医生说

孩子长不高，免疫力低，请别再给孩子吃补品了

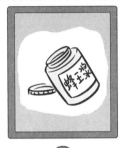

文字：北京协和医院 潘 慧

1

呆呆！前院小美的孩子丽丽出事了！

什么？前些日子还好好的，出什么事了？

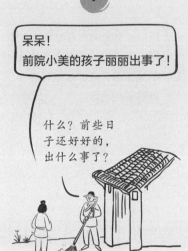

2

事情是这样，丽丽不是长得矮么，小美她婆婆就买了蜂王浆给孩子喝，说蜂王浆补身体，结果喝完之后，个子没长，乳房倒是增大了！

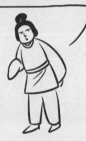

3

唉呀，丽丽才6岁啊，这不是性早熟吗？没道理啊，不就是一个蜂王浆嘛。

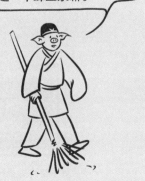

4

不就是一个蜂王浆？蜂王浆"劲儿"可大了！

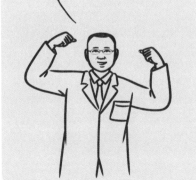

5

这不是北京协和医院的潘慧教授吗？幸会幸会！潘教授，为啥蜂王浆会出事情啊？

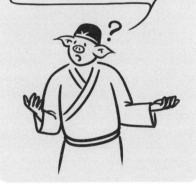

协和
医生说

88

蜂王浆里面含有一些不饱和脂肪酸，它们可以与雌激素受体结合，产生类雌激素样的作用。小鼠的实验表明，其可以增加血清中雌激素和孕激素的浓度，促进卵泡的发育[1]。所以说，孩子服用之后，自然就出现性早熟的症状！

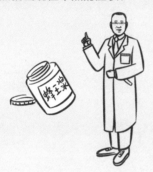

最重要的是，性早熟的孩子不仅不会身材高挑儿，反而会导致骨骺线提前闭合，最终"矮人一头"。

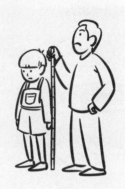

我的天，原来给孩子吃补品的后果这么严重！那潘教授，还有哪些补品孩子不能吃啊？

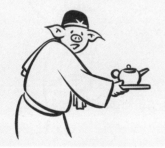

另一个常见的补品就是人参。现在生活好了，人参相对也便宜了，很多家长见孩子免疫力低，就想给孩子买人参补身体。

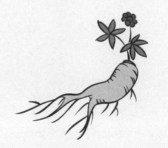

殊不知，自古以来，中医学就认为"少不能服参"，也就是处于生长发育期的儿童不宜服用人参。

孩子吃参的黑锅，我不背。

华佗

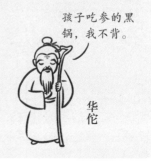

11

从现代医学角度看，人参主要成分有人参素、人参皂苷等，身体健康的儿童如果滥服人参，还会削弱机体免疫力！

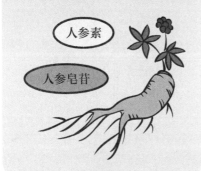

人参素

人参皂苷

12

而且，人参中的人参皂苷也有类雌激素样作用，可以与雌激素受体结合，属于植物性雌激素，也会让孩子性早熟[2]。

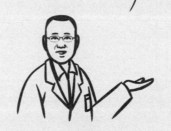

13

还有，服用过多的人参，还会出现兴奋、激动、易怒、烦躁、失眠等神经系统亢进的症状。

激动　兴奋　易怒　烦躁　失眠

14

人参既可促进人体性腺激素分泌，又可导致儿童性早熟，严重影响儿童的身体健康。

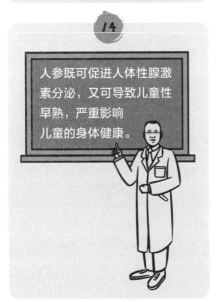

15

儿童服参过量，还能引起大脑皮质神经中枢的麻痹，使心脏收缩力减弱，血压和血糖降低，威胁儿童生命健康。

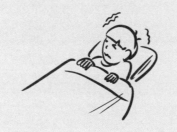

16

那家长说了，既然中药材不行，我重视科学，给孩子买一些有强化维生素的食物，可不可以？比如说，维生素 AD 钙奶。

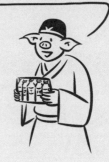

17

如果是强化营养素的包装食品，我个人建议先看看营养素的含量，算一算孩子是否需要，补多了，过犹不及。

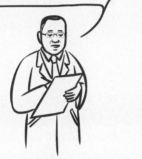

18

可是现在的家长有钱，非得给孩子买保健品。潘教授，你看这该怎么选择呢？

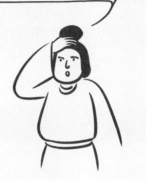

19

补充营养，应该是缺什么补什么，不能取代日常进食，尤其是一些体质虚弱的孩子，更该在专业人员的指导下进补，千万不要听从广告宣传盲目跟风。

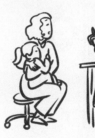

20

一些注明儿童配方的维生素、矿物质、微量元素类保健品，应该在专业医师指导下选用。

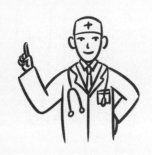

21

比如赖氨酸强化面包、饼干，富含 DHA 的儿童成长奶粉，富含益生菌的乳制品，以及强化 B 族维生素的面粉，都有益于儿童生长期，并相对安全。

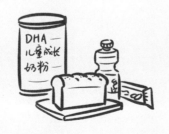

22

儿童专科医院或是综合性医院的营养科能为大家提供个体化的保健品选择指导，也有一些医用食品仅通过医院渠道流通。所以，去医院拜访营养师能帮助家长为孩子制订合适的膳食补充计划。

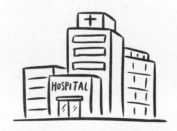

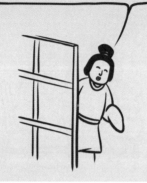

我懂了，孩子长不高，免疫力低，千万别乱补！我赶紧让小美带着孩子去医院营养科！

参考文献

【1】Elham Ghanbari, M.Sc, Royal Jelly Promotes Ovarian Follicles Growth and Increases Steroid Hormones in Immature Rats. Int J Fertil Steril, 2018, 11(4): 263–269.

【2】Robbie Y. K. Chan，Estrogen-Like Activity of Ginsenoside Rg1 Derived from Panax notoginseng. The Journal of Clinical Endocrinology & Metabolism, 2002, 87(8): 3691–3695.

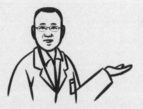

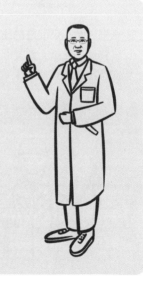

HPV 疫苗：女人，就应该对自己好一点

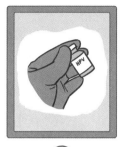

文字：北京协和医院 谭先杰

1

现在的女人们是怎么了，都争着抢着去打 HPV 疫苗，可这疫苗真的不便宜啊。

2

人家这是为了身体好！

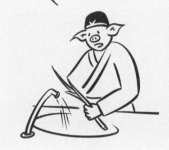

3

不错，女人就是要对自己好一点！我们支持在有需要和有条件的人群中，接种 HPV（人乳头瘤病毒）疫苗。

谭先杰 教授

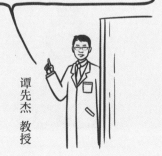

4

这不是北京协和医院妇产科的谭先杰教授吗？您赶快给大家科普一下 HPV 疫苗的相关问题吧。

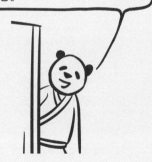

5

我先问！谭教授，什么是 HPV 疫苗的价啊？

HPV 疫苗的中文名称是人乳头瘤病毒疫苗。HPV 疫苗的价，代表的是疫苗可预防的病毒种类数。

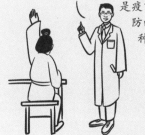

第二章 妇儿健康

6

二价疫苗可预防由 HPV16、HPV18 感染引起的宫颈癌。要知道，70% 的宫颈癌都是由这两种病毒引起。我暂把二价疫苗叫雪中送炭！

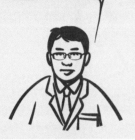

7

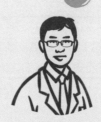

四价疫苗可以预防 6、11、16、18 型的 HPV 感染。可以说，四价疫苗是雪中送炭基础上的锦上添花。

8

九价疫苗可以预防 6、11、16、18、31、33、45、52、58 型的 HPV 感染。九价疫苗可以说是更广范围的防护，理论上可以防止 90% 的 HPV 感染。

9

那它们都能在中国内地接种么？我听说九价 HPV 疫苗只能在中国香港接种。

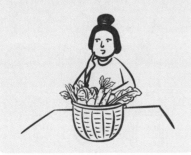

10

敏敏，你有所不知。二价和四价疫苗，早已经在中国内地上市；九价疫苗，也于 2018 年 5 月底在中国内地上市，再也不用去香港接种了！

2018 年 5 月底

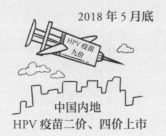

中国内地
HPV 疫苗二价、四价上市

11

那什么时候接种疫苗比较好呢？

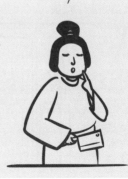

12

理论上，HPV 疫苗接种最好在女性有第一次实质性接触之前，所以最佳接种年龄是 11～12 岁。

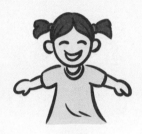

13

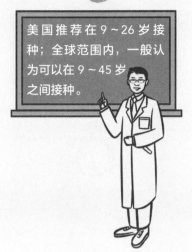

美国推荐在 9～26 岁接种；全球范围内，一般认为可以在 9～45 岁之间接种。

14

根据最近发布的消息，二价疫苗推荐接种年龄为 9～45 岁；四价疫苗推荐接种年龄是 20～45 岁；九价疫苗推荐接种年龄是 16～26 岁。

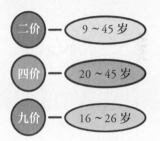

二价	—	9～45 岁
四价	—	20～45 岁
九价	—	16～26 岁

15

等等！为什么接种疫苗的年龄这么特别？

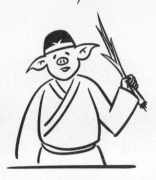

16

要知道，每种疫苗都需要在中国内地进行临床试验观察，目前大概只有这些年龄段的数据，所以说明书上只能这么写。

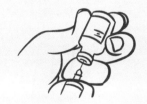

17

听说疫苗管控很严，很大一部分是因为它们有不良反应。谭教授，这 HPV 疫苗有没有不良反应啊？

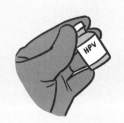

18

HPV 疫苗严重不良反应案例极少，常见症状通常比较轻微，如注射部位出现红疹、肿胀及疼痛。其他不良反应包括发热、恶心、眩晕、肌肉无力和麻痹。

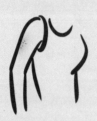

19

我有个疑问，本来没有感染HPV，接种 HPV 疫苗会不会让人染上这种病毒啊？

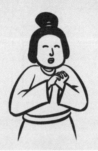

20

你的担心有道理，却是多余的。HPV 疫苗模拟的是病毒颗粒上的一种特殊蛋白，称为衣壳蛋白。通俗地说，就是披着病毒外衣，让人体产生抵抗力。

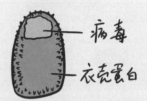

病毒
衣壳蛋白

21

就好比"披着狼皮的羊"，会引起羊群的警惕，但它不会叼羊的。

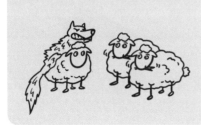

22

原来如此。那我想问一下，接种 HPV 疫苗需要几针啊？

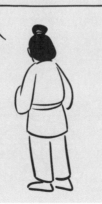

23

目前无论是二价、四价还是九价疫苗，都需要在半年内完成 3 次接种。二价是 0、1、6 月注射，四价和九价都是 0、2、6 月注射。

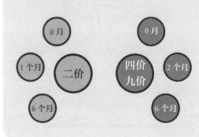

0月
1个月
二价
6个月

0月
2个月
四价九价
6个月

24

噢，明白了。那疫苗接种什么时候才能起效呢？是不是中午忍痛挨了一针，晚上就能"放飞自我"呢？

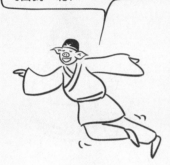

25

HPV 疫苗不是麻醉药，也不是镇痛药，没有"立竿见影"的效果。既然让你半年内完成 3 次注射，那至少是第 1 次注射 6 个月以后起效。

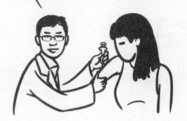

26

科学数据表明，接种第一针 HPV 疫苗 7 个月后，人体产生的抗体就足以对抗相同型别的 HPV 感染了。所以，如果你要"放飞自我"，7 个月后再说吧！

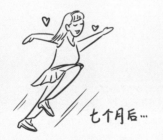

七个月后…

27

那请问谭教授，接种疫苗后，是不是就再也不会得宫颈癌了？换句话说，就等于获得了宫颈癌的"免死金牌"了，是不是呢？

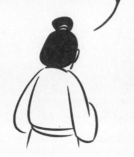

28

HPV 疫苗接种绝不是"免死金牌"！HPV 疫苗接种不能取代宫颈癌筛查！

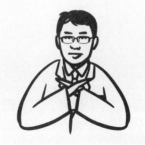

29

因为从宫颈癌的防控体系而言，对宫颈癌的诊治属于三级防控（治已病）；筛查属于宫颈癌的二级防控（治初病）；接种 HPV 疫苗属于一级防控（治未病）。

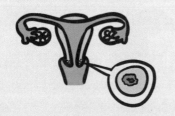

30

不能因为第一道防线似乎不错，就把第二道防线给撤了。其实，第一道防线还不够完美！

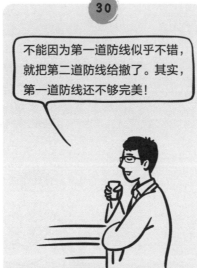

31

啊？疫苗这么贵，怎么防护效果还不完美？

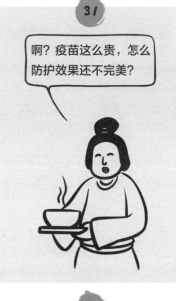

32

是的。目前认为引起宫颈癌的高危型 HPV 有 14 种，二价疫苗主要预防其中的 16 型和 18 型两种，四价疫苗同样也只能预防这两种病毒，九价疫苗也只能预防这 14 种里的 7 种。

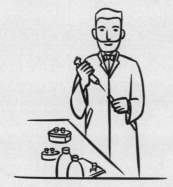

33

另外，还可能有一些高危型 HPV 目前没有得到鉴定，更别说针对它们的疫苗了。

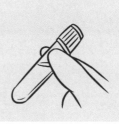

所以说，只有三道防线都重视，而且还要注意洁身自好，才能完美地保护自己。这点你一定要告诉妹子们啊！

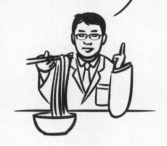

谢谢谭教授！

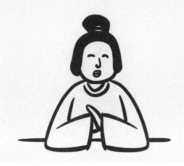

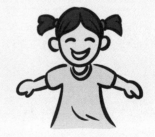

协和医生说

来月经很疼痛，究竟怎么做才是对的

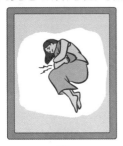

文字：北京协和医院 彭 澎

1

我们单位的小红，来大姨妈的时候，竟然疼得脸惨白！我不理解，本姑娘就没疼过，她怎么会这么特殊呢？

2

请北京协和医院彭澎副教授，给你讲讲痛经的事儿吧。

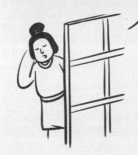

3

痛经的人虽多，但大部分人不知道，痛经也分两种。一种为原发性痛经，即小女孩儿初潮不久就发生的痛经，这种痛经常常找不到明确的原因。

彭澎 副教授

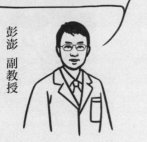

4

另一种是继发性痛经，就是初潮之后不痛、但若干年后会发生疼痛。这种痛经主要由于某种疾病引起，如子宫内膜异位症、子宫腺肌症、子宫肌瘤等。

子宫内膜异位症

子宫腺肌症

子宫肌瘤

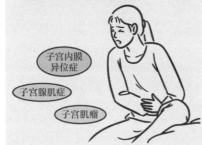

5

由此看来，痛经时间可早可晚，20岁、30岁、40岁才开始痛经的，比比皆是，但越晚出现的痛经，越不可掉以轻心。

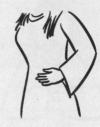

6

可是，彭医生，为啥女性会痛经呢？

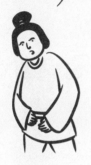

7

痛经的罪魁祸首，就是前列腺素。

前列腺素！妹子怎么会有前列腺？！

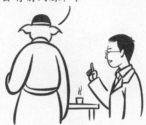

8

不是前列腺，是前列腺素。子宫等很多器官都会产生前列腺素。前列腺素有很多种，行使着很多生命必需的功能。

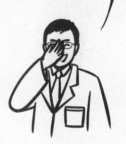

9

月经期子宫内膜脱落，前列腺素的释放会增加，这些前列腺素会引起子宫收缩，如果前列腺素分泌过多或者子宫对其过于敏感，就会造成子宫过度收缩或者不协调收缩。

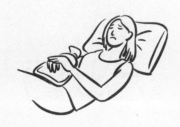

10

过度收缩的子宫可能引起暂时缺血，从而刺激盆腔的感受疼痛的神经元，于是就出现了痛经。

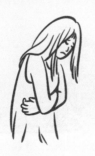

11

可是，为什么小红总痛经，而我没有；为什么有人痛得重，有人痛得轻呢？

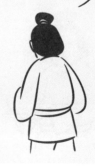

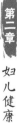

第二章 妇儿健康

12

这个问题目前还没有搞清楚。痛经严重的患者，或许是因为前列腺素分泌得多，也有可能子宫对前列腺素过于敏感。

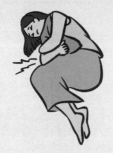

13

对于有些痛经，是由疾病诱发或加重的，这种属于继发性痛经，比如子宫内膜异位症。当异位的内膜侵蚀到盆腔的神经时，可能会引起严重的痛经，甚至在没有月经的时候也让女性痛苦不堪。

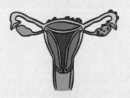

子宫内膜异位症

14

还有某些子宫肌瘤患者，比如黏膜下肌瘤，会加重月经期子宫的不协调收缩而引发痛经。

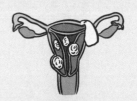

子宫肌瘤

15

那如何衡量痛经的程度呢？医学上有没有什么标准？

16

痛经的严重程度依旧是一个主观感受，没法用一个客观的、可精确测量的指标去进行评判。

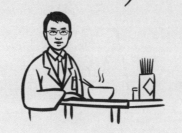

17

每个人对疼痛的耐受程度不同（就是医学上所指的痛阈），同样的疼痛可能在张三身上没什么反应，而在李四身上就痛不欲生了。

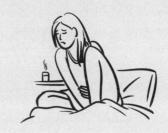

18

那您能不能把痛经彻底治好啊？每次小红一痛经，我的心都跟着哆嗦！

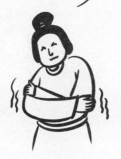

19

很遗憾，目前对痛经，尤其是原发性痛经，还达不到根治的程度，只能对症治疗，也就是缓解。

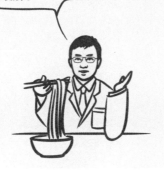

20

但缓解的方法也是五花八门，好比"一千个人眼中有一千个哈姆雷特"一样，一千个痛经的女性恐怕也有一千种缓解痛经的方法。

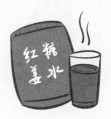

21

常见的方法包括：喝热水、喝红糖水、喝姜汤、热水袋热敷、洗热水澡、针灸、捏某个穴位、服镇痛药等。

22

但是，对所有女性都有效果的办法主要有 3 个：热敷、非甾体类抗炎药和口服避孕药。

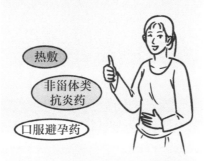

热敷

非甾体类抗炎药

口服避孕药

23

对于继发性痛经，重要的办法是治疗引起痛经的疾病。比如因子宫内膜异位症引起的痛经，就要治疗子宫内膜异位症，才能缓解疼痛。

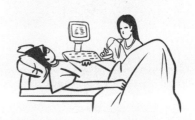

24

那如何预防痛经呢？比如说，通过什么方式让自己永远不痛经？

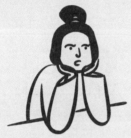

25

如果你没发生过痛经，那就没有办法预防以后不痛经。对于已经发生了痛经的患者，就应该在疼痛之前口服非甾体抗炎药，而不是疼了再吃药。

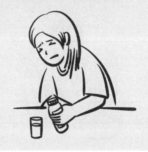

26

简单地说，算准了自己在哪天疼，就在疼之前吃上呗！

对的！

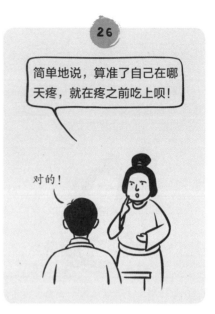

27

谢谢彭医生！

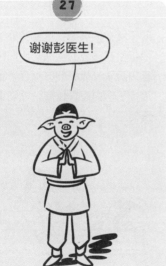

更多详情　请扫二维码

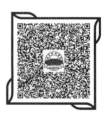

协和医生说

皮肤健康

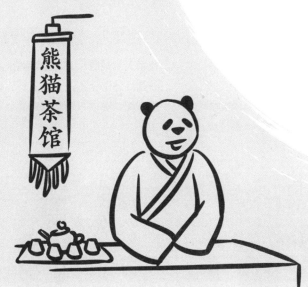

熊猫茶馆

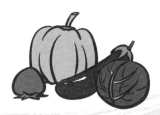

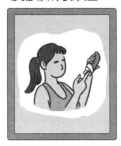

主审：北京协和医院 晋红中
文字：北京协和医院 舒 畅

1

单位好多人都说，秋季天干物燥，一定要注意皮肤保水。我怕又是化妆品广告商骗人，特意来问问，秋天为什么皮肤会干燥啊？

面

2

这就需要问一下北京协和医院皮肤科的舒畅医生啦！舒医生，辛苦您给芷若姑娘讲讲！

面

3

芷若姑娘，秋天皮肤干燥是一个正常的生理现象。因为人的皮肤有两层，一个是真皮层，一个是表皮层。

表皮层
真皮层

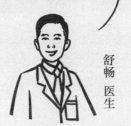

舒畅 医生

4

真皮层血管网负责供应大部分表皮的水分和营养，而完整的表皮和皮肤表面的水脂膜能够阻止水分的过度蒸发，保持皮肤一定的含水量。

水分

皮肤

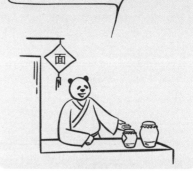

5

秋季天气渐凉，人体出汗减少，皮肤脂质分泌量降低；加上皮脂黏滞度增加，难以布满皮肤表面。

水分

皮肤

协和
医生
说

这样一来，皮肤屏障受损，天然保湿因子（NMF）流失，水分蒸发过多，一些皮肤敏感的人群，就会有皮肤干燥和紧绷感。

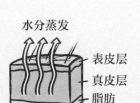

水分蒸发
表皮层
真皮层
脂肪

皮肤屏障受损

原来是这样！那请舒医生赶快传授一下皮肤保湿的秘诀吧！

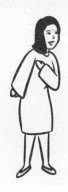

根据上述分析，皮肤干燥、天然保湿因子流失、水分蒸发只是"标"，脂质屏障受损才是"本"。

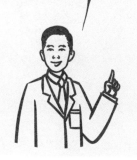

那么问题来了，如何才能修复脂质屏障呢？

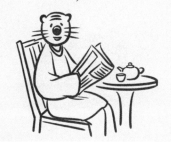

最简单的办法，就是在清洗皮肤后使用保湿霜。对于干燥和易于敏感的皮肤，我个人建议，保湿产品涂抹遵循"3分钟原则"，即清洗皮肤后3分钟，就要涂抹保湿产品。

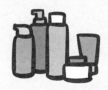

这样可以把水分锁在皮肤里。而皮肤适宜的含水量，也是皮肤屏障功能完整发挥的保障，进而更可以帮助皮肤自身保湿。

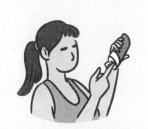

第三章　皮肤健康

12

那请问舒医生，市面上化妆品这么多，究竟哪种保湿才是最好的啊？

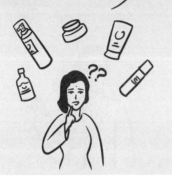

13

保湿化妆品没有最好的，只有最适合你的。我总结了一下，使用化妆品要根据"三因制宜"原则，即因时、因地、因人制宜。

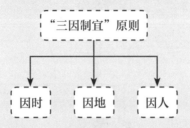

"三因制宜"原则

因时　因地　因人

14

因时制宜，即为天时。秋冬季天干风燥，皮脂分泌较少，应该选择具有保湿功效的乳霜产品，帮助皮肤减少过多的水分蒸发，保持皮肤滋润。

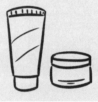

15

如果是夏季，就需要选择乳液或润肤露等质地较为轻薄的产品。

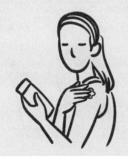

16

因"地"制宜，讲的是地理环境。我国南方天气潮湿，用几滴甘油，就可以帮助皮肤保湿了。

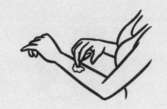

17

而北方天气干燥，甘油不但不能保水，反而会在皮肤表面蒸发浓缩，带走真皮内水分。这时就需要用乳霜类润肤产品，补充皮肤脂质，修复屏障。

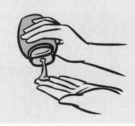

协和医生说

108

18

油性皮肤的人，面部"T区"、胸背部，都是"大油田"，这时候就不应该过度滋润，应该有效清洁。

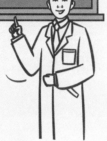

因"人"制宜，主要是依据个人皮肤的不同采用不同的护肤保湿方法。

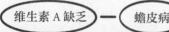

19

而大部分人群的面颊部，尤其是敏感皮肤、受损皮肤以及出现炎症、瘙痒等皮肤病的皮肤，护理步骤仍然是及时足量涂抹保湿霜。

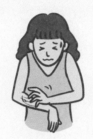

20

那么，像我们这种皮肤干燥的人，平时吃点什么食物能"保湿"呢？

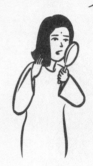

21

是这样，人体营养素缺乏确实会导致皮肤病，比如维生素A缺乏，容易引发蟾皮病；B族维生素缺乏，会引发糙皮病。

维生素A缺乏 —— 蟾皮病

B族维生素缺乏 —— 糙皮病

22

但是，现代人大部分都不会有这个问题，毕竟生活条件好了，啥都不缺了。至于网上流传的"保湿"食物，都不靠谱！

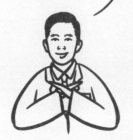

23

反倒是防晒要比食物重要得多。因为紫外线可造成皮肤刺激、敏感和炎症，加重皮肤屏障损伤。

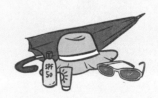

第三章 皮肤健康

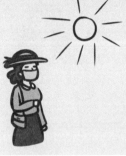

24

尤其是长波紫外线，更可以透过表皮，让真皮中的胶原断裂，使皮肤变黑变老，因此保湿的同时，千万不要忘了适当的日光防护。

25

明白了！听您讲完，我也成为保湿小能手了。我赶紧回去告诉一下我的同事，让他们科学选择化妆品，科学保湿！

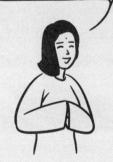

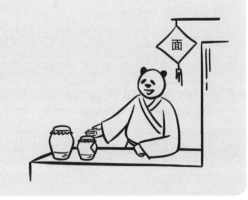

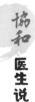

湿疹总复发，
究竟该怎么做

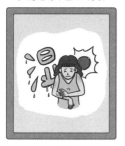

主审：北京协和医院 晋红中
文字：北京协和医院 江燕云

夏天快过去了，但依旧潮湿闷热，身边好多人都得了湿疹，有没有好心人告诉我该怎么办呢？

好心人是有，但酸梅汤不常有。呆呆，若是有酸梅汤……

哎呀！这位美女不是北京协和医院的江燕云医生嘛！酸梅汤管够，还请江医生讲讲湿疹的相关学问吧！

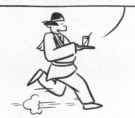

夏天很多皮肤病多发，所以大家一定要知道什么是湿疹。

江燕云 医生

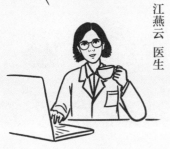

首先，湿疹非常痒，甚至会痒得影响睡眠。

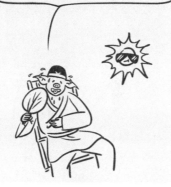

其次，湿疹长得难看。急性期的湿疹可以看到皮肤发红、长疙瘩，有时会起疱、流水；慢性期则以皮肤干燥、粗糙、肥厚为主。

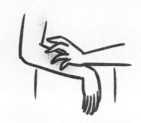

6

那人为什么得湿疹啊，得了这种病好烦恼。

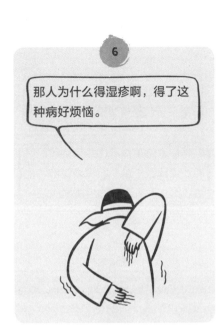

7

如居住环境潮湿、寒冷干燥、进食海鲜、吸入花粉尘螨、接触动物皮毛、频繁使用洗涤剂等。

导致湿疹的原因非常多。

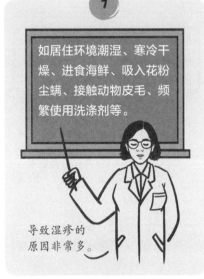

8

这么多原因，怎么着都得撞枪口上啊！可是，很多人说了，为什么这些情况我都避免了，还得湿疹呢？

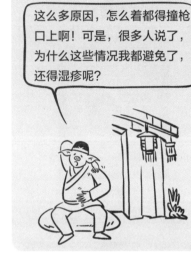

9

比如本身的过敏性体质、紧张焦虑和失眠、工作压力大、过度劳累等。

因为上述属于外界因素，还有内在因素。

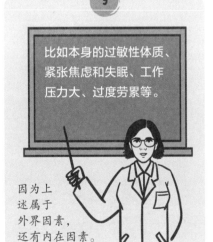

10

总的来说，过敏体质的人更容易在"内外夹击"下，出现皮肤屏障功能的下降。此时，外界刺激物更容易进入皮肤，进而引发皮肤的炎症，最终发生湿疹。

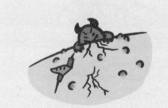

11

那为什么夏天容易得湿疹啊？除了夏天，还有什么季节容易得湿疹吗？

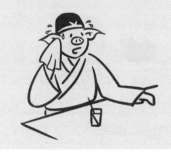

12

夏季得湿疹，主要有两个原因。第一，潮湿、炎热的天气让皮肤屏障受损，皮肤不能很好地阻挡外界过敏原、刺激物、细菌等有害物质。

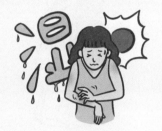

13

第二，夏季的烤串、小龙虾、冰镇啤酒和各种冷饮等刺激性食物，也容易让爱过敏的人中招。

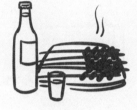

14

其实也不只是夏季容易得湿疹，冬季也是湿疹的高发季节。因为冬季皮肤干燥，皮肤容易裂口，引起干性湿疹。所以，冬季护肤保湿很重要。

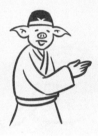

15

听您这么一说，这湿疹可真是"冬练三九，夏练三伏"啊！如何判断自己是不是湿疹啊？

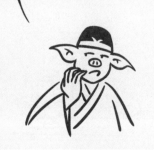

16

湿疹一般和两种皮肤病类似，一个是痱子，一个是皮肤癣。这两个疾病的病因和湿疹完全不一样，所以治疗时一定要区分好。

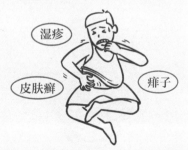

湿疹

皮肤癣

痱子

17

痱子一般是由汗孔闭塞而导致，皮肤表面有密密麻麻的、针头大小的红疙瘩，有时还有脓头，还会有痒、刺痛、热辣辣的感觉。

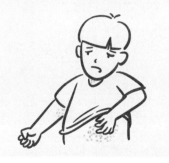

这时候只要处在凉爽的环境里，保持身体干爽，再涂一些爽身粉，基本上一两天就好了。

皮肤癣是由真菌感染引起的皮肤病，皮肤上发红、起小水疱和蜕皮，有痒的感觉。这需要用抗真菌药膏治疗，严重者需要口服抗真菌药。

明白了。那长了湿疹，在日常生活中，应该注意什么呢？

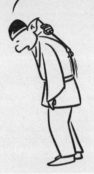

有了湿疹，就尽量别惹它。日常生活遵循"少洗少抓少刺激"的原则，少用热水烫，少接触洗涤剂、肥皂、皮毛制品等刺激性物质。

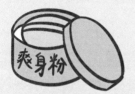

还要少吃烤串、麻辣烫、火锅等刺激性食物；少喝酒、吸烟；并且尽量早点睡觉，保持心情舒畅。

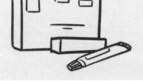

我的天！辛苦工作一周，就指着周末吃点火锅，喝点啤酒。可得了湿疹，这种生活就没法继续了！

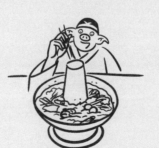

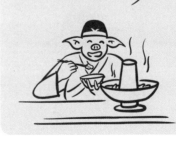

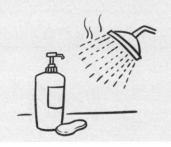

协和医生说

24

呆呆别着急，我们是为你好。如果湿疹长时间不好，就会变成慢性湿疹，需要几个月或几年才能好。有的会持续一辈子！

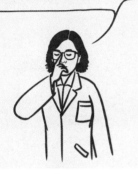

25

而如果自己注意饮食，注意休息，积极正确治疗，就有很大概率把湿疹控制在急性期和亚急性期，在几周之内就痊愈了。当然，由于各种原因，还是有部分湿疹会变成慢性，反复发作。

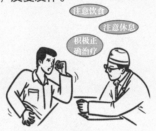

26

还有最重要的一条：得了湿疹，一定要尽早去医院就诊，在医生的指导下用药。

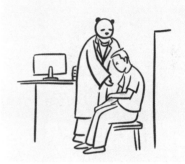

27

那有人湿疹反复不好，该怎么办啊？

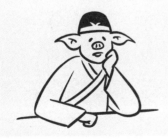

28

这主要跟自身的过敏体质和生活中的各种刺激因素有关。
这时更应该及时用药控制症状，减少刺激，慢慢修复皮肤。

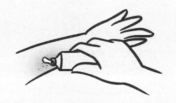

29

那在日常生活中，人们该怎么预防湿疹啊？

第三章 皮肤健康

30

对于过敏体质的人，湿疹防不胜防。但注意以下几点，可以减少发作几率。

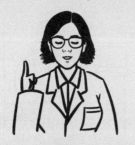

31

1. 躲开各种"刺激"。如避免挠抓、热水烫、频繁洗澡、过度使用皂液等物理刺激；避免海鲜、烧烤、火锅、酒等刺激性食物；远离尘螨、花粉、宠物皮毛等常见的过敏原。

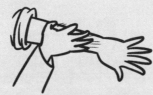

32

2. 经常使用温和滋润的保湿剂，增强皮肤抵抗能力。

3. 保持心情舒畅。

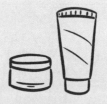

33

那我最后再问一下，很多婴幼儿在夏天都会得湿疹，宝爸宝妈们该怎么办呢？

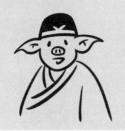

34

患轻度湿疹的宝宝，正确的护理就是治疗的一半。注意不要给宝宝频繁洗澡，水温不要太高，最好不要超过 40℃。

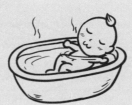

35

患中重度湿疹的宝宝，在做好护理的同时需要使用弱效外用激素；如果皮肤破损可以使用抗生素软膏；口服抗过敏药可以止痒。总之，遵医嘱，才能让宝宝尽快康复。

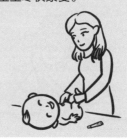

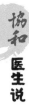
协和
医生说

36

洗澡后全身使用足量保湿剂，让宝宝穿棉质宽松的衣服，处于舒适的生活环境中。同时勤剪指甲，避免宝宝抓破皮肤导致感染。

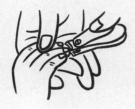

37

懂了，谢谢江医生！

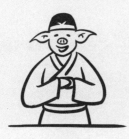

更多详情 请扫二维码

第三章 皮肤健康

协和医生说

这个常见又便宜的"小药"可以治痘

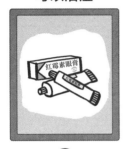

主审：北京协和医院 晋红中
文字：北京协和医院 吴 超

1

今天我去药店看了一圈，药价都老贵了，咋就没有便宜的药啊？

2

嘿嘿，也有不少便宜的常用药。只不过我们缺少发现而已。

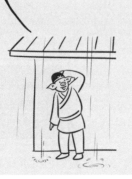

吴超 医生

3

你……难道是北京协和医院的吴超医生？幸会！那您能告诉我，治青春痘的药哪些是便宜的药好吗？

4

祛痘（痤疮）药大部分都很贵吧，但是有一种就很便宜，这种药就是红霉素眼膏。

你没骗我吧！红霉素眼膏不是治眼睛的么，怎么可以治痘呢？

5

我们要从痤疮发病因素讲起。痤疮重要的发病因素主要有 5 点：①雄激素水平高，导致皮肤油脂增多。②毛囊皮脂腺导管堵塞，导致油脂排不出来。

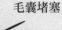
毛囊堵塞

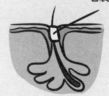

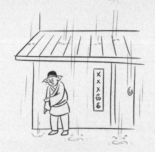

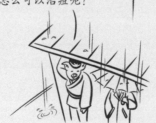

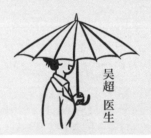

协和
医生
说

③细菌感染（主要是痤疮丙酸杆菌）。④免疫反应加重了毛囊局部炎症。⑤遗传因素。

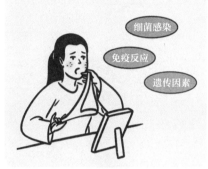

此外，辛辣、高油、高糖饮食，睡眠不足，精神紧张等生活习惯也会促进皮肤油脂增多，加重痤疮。

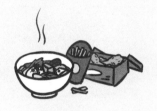

而红霉素是一种广谱抗生素，对多种细菌均有较强的抗菌作用，可以应对痤疮的细菌感染。

痘痘有很多种啊，红霉素都可以使用吗？

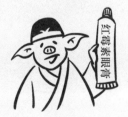

红霉素虽然可以用，但它并不是抗痘的主力药物。红霉素眼膏适合炎症比较明显的痤疮：

1. 颜色鲜红。
2. 压着疼痛。
3. 有黄白色分泌物或脓头。

而有些痤疮不太适合用红霉素眼膏，比如闭合性粉刺为主的痤疮，这种痤疮表现如下：

1. 颜色为肤色。
2. 压着不疼。
3. 通常比较小，一般小米粒大小。
4. 顶端尖尖的，中央可能有黑头。

12

吴医生，帮人帮到底。那闭合性粉刺用什么比较好啊？

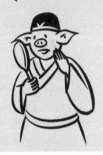

13

如果是闭合性粉刺，推荐使用阿达帕林凝胶或者维 A 酸乳膏，不过这两种药需要点涂在痤疮上，一旦用多了，会造成脱皮。

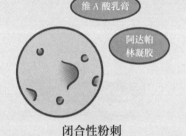

维 A 酸乳膏

阿达帕林凝胶

闭合性粉刺

14

原来是这样。为什么有些人的痘痘治起来很慢，而且很容易反复呢？

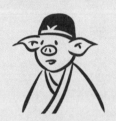

15

治疗的快慢主要还是看痤疮的数量，还有起痤疮的时间。如果长出了一两个，刚起几天，那就可以很快消退。

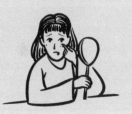

16

如果长时间反复发作，痤疮比较多，那就慢一些了，而且还需要口服药外用药联合治疗，一般需要一个月或者更长时间。

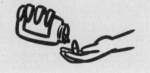

17

可是痘痘消退后还会出现痘印啊，这个该怎么办呢？

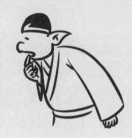

18

首先，在起痤疮期间，不要用手抠，这样比较容易留下痘印甚至痘坑。痤疮消退后，注意防晒，可以缩短痘印消退的时间。

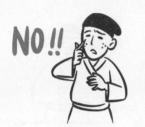

19

其次，可以涂一些淡化色素的药膏。比如维生素 E 乳，还有很多人喜欢用芦荟胶，也对痘印消退有一定效果。

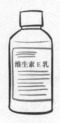

20

再次，如果痘印较深、甚至有痘坑形成，可以在医生指导下涂积雪苷霜软膏、复方肝素钠尿囊素凝胶等对症的药膏，或采用其他治疗方法。

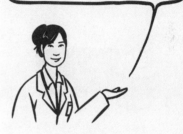

21

那为了防止痘痘反复发作，平时生活上需要注意什么呢？

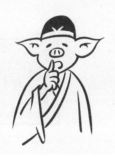

22

首先，保持乐观轻松的心态。精神紧张、压力大、焦虑状态都会刺激皮肤出油。

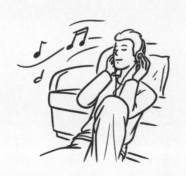

23

其次，晚上早点休息。23 点之前要睡觉，熬夜也会加重痤疮。

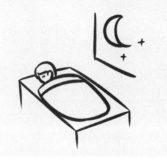

第三章 皮肤健康

24

最后，注意健康饮食。忌酒，尽量少吃辛辣、油腻和过甜的食物，比如巧克力、奶油等。

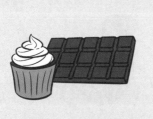

25

这方面是老生常谈了，希望大家认真按上述要求去做，有一个美丽健康的容颜。

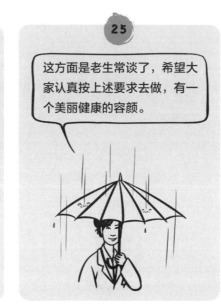

26

好的。
问题全部解答清楚了，谢谢吴医生！

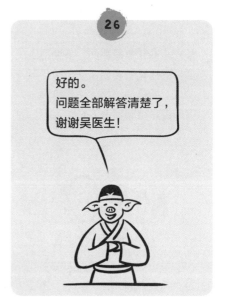

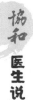

更多详情　请扫二维码

协 和 医 生 说

协和护士教你搞定
带状疱疹

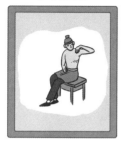

文字：北京协和医院 郝婧晓

1

有一种疼痛，叫做带状疱疹。
疼一下，麻酥酥，爽歪歪。

2

患带状疱疹是很痛苦的。
呆呆，你不能这么调笑患者。

3

是啊呆呆，对待患者咱们要感
同身受，不能调笑。下面有请
北京协和医院的郝婧晓护士，
给大家讲讲带状疱疹的问题吧。

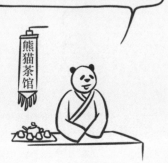

熊猫茶馆

4

带状疱疹俗称"缠腰龙"，很多
人对它又怕又恨。希望通过我的
讲解让大家有个初步认识，不要
只是担心和焦虑。

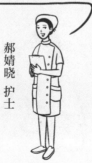

郝婧晓 护士

5

带状疱疹是由水痘－带状疱疹
病毒引起的急性皮肤黏膜感染
性疾病。它有以下 4 个特点：
①皮疹沿神经分布，看上去像
"带子"。

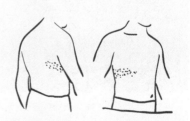

第三章 皮肤健康

6

②疱疹呈现集簇样，一簇一簇的。
③伴有不同程度的神经痛。
④皮疹常只出现于身体的一侧，对称出现的情况很少。

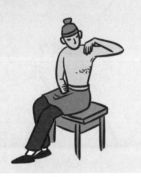

7

那带状疱疹是从何而来呢？

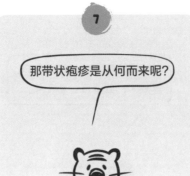

8

说起来你很熟悉，"水痘"大家听过吧。带状疱疹和水痘是同一个病毒，即"水痘-带状疱疹"病毒。这种病毒只攻击人类，并且最容易侵犯人的神经和皮肤。

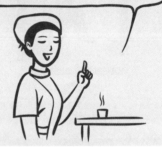

9

在我们小时候如果感染了水痘病毒，若发病，就会起水痘；若水痘痊愈后病毒并没有离开，会潜伏在神经根里。

隐蔽，等待机会！

病毒

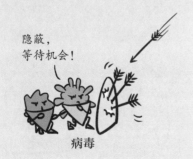

10

病毒在等待什么机会？

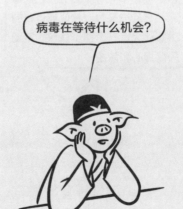

11

人体虚弱的机会。如感冒、发热、长期熬夜；工作紧张、精神压力大；情绪经常低落；或罹患红斑狼疮、恶性肿瘤等疾病时。

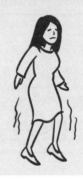

12

这时候病毒就找到了机会，准备卷土重来了。

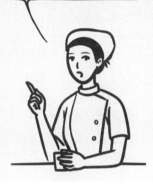

13

带状疱疹一般都发生在身体哪些部位呢?

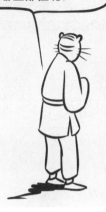

14

带状疱疹可发生在身体的多个部位，如下图所示。

17.6%
14.5%
31.2%
19.6%
17.1%

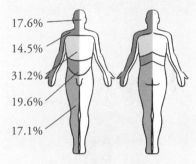

带状疱疹的发生部位

15

患带状疱疹一般有什么表现呢?

16

首先是皮肤感觉异常。带状疱疹的先兆症状是皮肤好似被针扎了一样，一碰就疼；也有人感觉发痒，或者被火烧了一样。

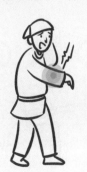

17

这种疼感很剧烈，甚至可被误认为是肾绞痛、心肌梗死。

熊猫，我胸口疼!

你干嘛?

把衣服脱了!

看看有没有带状疱疹!

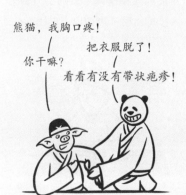

18

除此之外，有的人还会有发热、畏光、周身酸痛等表现。

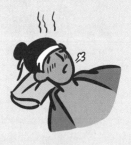

19

3~5天之后皮肤异常部位会出现皮疹。皮疹形态随时间变化依次为：红色丘疹、清亮的水疱疹、疱液混浊而呈紫红色并结痂。

红色丘疹　　　清亮的水疱疹

疱液混浊而呈紫红色并结痂

20

当然了，对于免疫功能极其低下的患者，皮肤损伤可以贯穿神经分布的全部组织甚至内脏，引发肺炎、肝炎、脑膜炎、急性视网膜坏死等严重并发症。

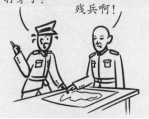

司令，防线又被鬼子打穿了！

没办法，都是连枪都拿不起来的病弱残兵啊！

21

对于大多数人来说，带状疱疹最可怕的是并发症——带状疱疹后遗神经痛（PHN），即皮疹愈合后4周或以上仍然存在的疼痛。

22

这种疼痛如烧灼、电击、紧束、针刺及撕裂般，严重影响睡眠和生活质量。

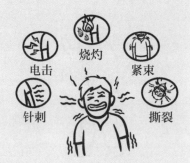

烧灼

电击　　　　　　紧束

针刺　　　　　　撕裂

23

那怎么对付"缠腰龙"呢？

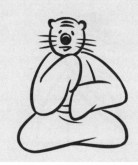

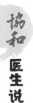

协和医生说

24

关键是早发现早治疗，以缩短病程，减轻症状和痛苦。治疗方法主要包括抗病毒、镇痛和营养神经。

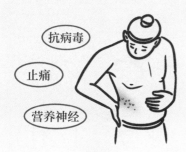

抗病毒

止痛

营养神经

25

另外，很多人都不愿服用镇痛药，怕患上药物依赖。其实这种担心大可不必，而且神经痛影响休息反过来延长病程造成恶性循环，还有可能发展为后遗神经痛，那就麻烦了。

26

日常生活养护也很重要，应遮盖皮疹、避免抓挠、勤洗手、多喝水、多吃新鲜果蔬、忌辛辣及海鲜，尽量休息，避免劳累，保持好心情。

为了吃上小海鲜，千万别得带状疱疹。

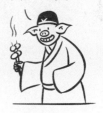

27

郝护士，我还想多问一句，带状疱疹传染吗？

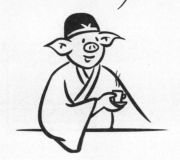

28

会传染！带状疱疹主要是通过接触传播，抵抗力低的老人和儿童应避免接触带状疱疹患者。

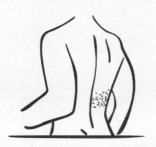

29

那患过带状疱疹的人，还会再发病吗？

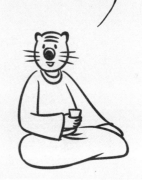

30

有发病的可能。因为潜伏在神经根的病毒无法彻底清除。但人体抵抗力较强时不会发病，所以增强身体素质才是关键的。

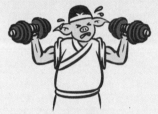

带状疱疹病毒要时时打，刻刻打，不能松懈！

31

后遗神经痛那么可怕，能预防吗？

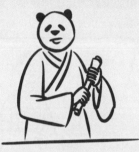

32

带状疱疹以及后遗神经痛都能通过接种带状疱疹疫苗来预防，超过 60 岁者可接种单剂量带状疱疹疫苗。实践证实，带状疱疹患者接种疫苗可使后遗神经痛发生率降低 39%。

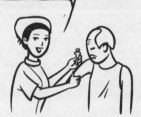

33

不过我国内地还没有带状疱疹病毒的疫苗，希望能尽早实现疫苗上市吧！

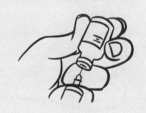

34

受益匪浅，谢谢郝护士！

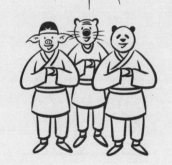

协和
医生说

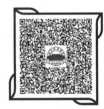

更多详情　请扫二维码

疾病防治

熊猫茶馆

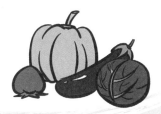

协和医生说

眼睛也会被晒伤？
眼部防晒同样重要

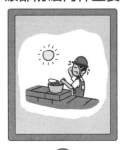

文字：北京协和医院 陈有信

1

芷若，你这样涂防晒霜也没有用，因为人体有个部位天生有缺陷，但你没保护到。

天生有缺陷？怎么可能呢！

2

我说的是眼睛啊！你想，你防晒霜涂满身，阳伞打起来，诗兴大发，仰望蓝天，眼睛被烈日直晒啊！

你……赶紧告诉我怎么做好眼部防晒！

3

两位别吵了，我们请北京协和医院眼科陈有信教授给大家讲讲眼部防晒的问题吧。

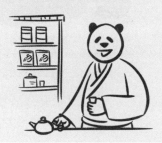

4

大家好！眼睛是心灵的窗户，而人们接受到的信息中，90%都是来自眼睛。现在很多人的生活都离不开电脑加手机，眼睛成为最先疲劳的部位。

陈有信 教授

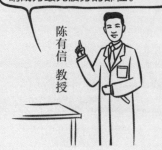

5

炎炎夏日，紫外线会变得更强烈，眼睛在疲劳的基础上，还要面对紫外线的挑战。强烈的紫外线，有时会对眼睛造成"毁灭性"打击。

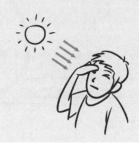

协和
医生说

130

6

啊？毁灭性打击？可我怎么没注意到？

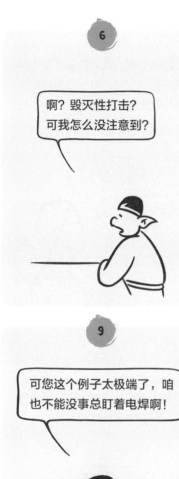

7

呆呆，我问你，为什么焊工都要戴一个特殊的眼镜呢？

因为不戴眼镜眼睛会瞎啊！

我也不知道啊！

那为啥会瞎？

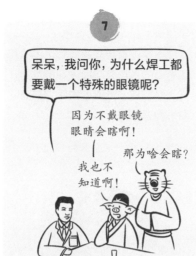

8

电焊工受电火光刺激后，易发生"电光性眼炎"。它是紫外线急性损伤的一种，是由强紫外线和角膜上皮细胞的特定蛋白质发生反应，导致蛋白质被破坏，角膜上皮细胞剥脱所造成的。

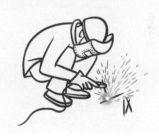

9

可您这个例子太极端了，咱也不能没事总盯着电焊啊！

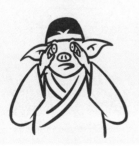

10

这是急性损伤，还有慢性损伤。平常紫外线是一个温柔的"杀手"，对眼睛的伤害是日积月累的。

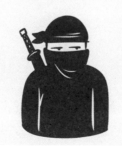

11

紫外线穿过角膜到达晶状体，日积月累的紫外线被晶体蛋白吸收后，会产生自由基，破坏晶体细胞，致使晶体蛋白变性，长此以往，就会导致白内障。

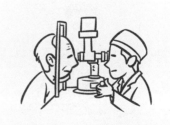

这也是为什么高海拔、低纬度（强紫外线照射）地区，经常从事户外劳动的人易患白内障的原因。

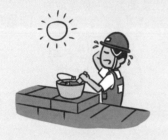

紫外线穿过晶状体后，到达眼球正中心的黄斑并与感光细胞发生光化学反应，形成自由基，进而对细胞造成破坏。

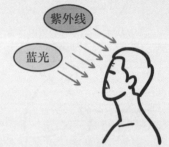

黄斑区

有研究表明，黄斑的慢性损伤如老年黄斑变性，与长时间的紫外线与蓝光照射有关系。

紫外线

蓝光

上述致病机制提示我们，紫外线是看不见的眼部杀手，我们虽然不能夸大它的影响，但也不能忽视它的危害。

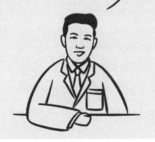

那么问题来了，如何对眼部进行防晒啊？

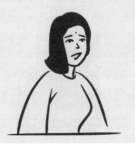

第一，由于紫外线对眼部的损伤是日积月累的，七年之病，难求三年之艾，所以要树立"久久为功"的防晒意识。

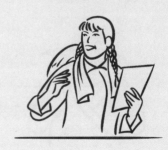

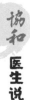
协和医生说

第二，要抓准防晒时机。强光照射的夏天，镜面反射强烈的海边、雪场，海拔高、空气稀薄的高原，纬度低、光照强的热带地区，都必须做足防晒功课，尽量不要裸眼直视强光。

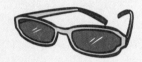

第三，携带防晒用具。由于目前没有统一的标准，大家只能购买正规厂家生产的墨镜、遮阳伞、遮阳帽，以阻隔紫外线。

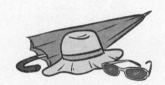

第四、被暴晒了，就要补充新鲜蔬菜和水果，用果蔬内的抗氧化物和维生素 C 对抗光化学反应产生的自由基，从而起到一定的晒伤修复作用。

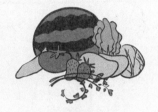

第五，补充叶黄素。黄斑作为眼球内部的"防紫外线镜片"，对紫外线有滤过作用，适当补充绿叶蔬菜、枸杞、菊花、胡萝卜、玉米、坚果、芒果等食物可以增加叶黄素的摄入，增强眼睛的抗氧化能力。

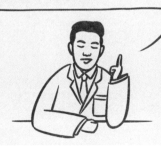

不过，中老年人黄斑区色素密度降低，光靠食物补充还不够，可在医生指导下适当补充叶黄素类眼抗氧化制剂。但叶黄素摄入过多会对肝脏造成负担。万事适度，过犹不及。

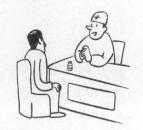

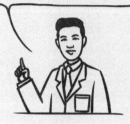

23

第六，重视重点人群，即儿童和老年人。儿童的瞳孔较大，透光率高，且户外活动频繁，应采取适当防晒措施；老年人累积的紫外线照射时间长，基础病和眼底病高发，所以需要特别防护。

24

明白了！
谢谢陈教授！

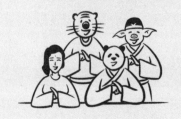

协和
医生说

更多详情　请扫二维码

鼻涕不停地流不一定是感冒，协和医生说可能患上这种病

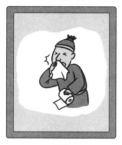

文字：北京协和医院 王良录

1

唉！过个年，哥好像感冒了，整个鼻子都不通！

你这鼻子堵都快1个月了。依老夫所见，你可能不是感冒，而是得了过敏性鼻炎啊！

2

那就请北京协和医院王良录教授给呆呆讲讲过敏性鼻炎吧！

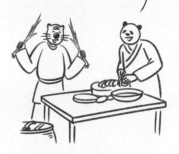

3

过敏性鼻炎和感冒确实很像。因为感冒也是一种病毒感染性鼻炎，也会导致流鼻涕、打喷嚏、鼻塞，同过敏性鼻炎的症状很像。

我懵了，感冒和过敏性鼻炎咋区别呢？

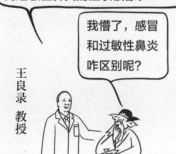

王良录 教授

4

首先，感冒时有流鼻涕、打喷嚏、鼻子堵的症状，但是感冒基本不会出现鼻子发痒。而过敏性鼻炎的特征症状，就是鼻子发痒。

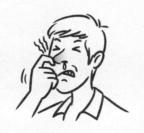

5

其次，持续时间不一样。普通感冒是自限性疾病，一般持续5～7天。而过敏性鼻炎，即使是季节过敏性鼻炎，最短的也会持续4周以上。

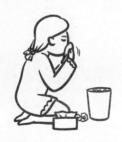

第四章 疾病防治

6

过敏性鼻炎是不是只有打喷嚏啊！要是这样，我感觉呆呆也没啥大事。

7

错！如果过敏性鼻炎不好好控制，可能导致鼻窦炎、渗出性中耳炎，甚至会发展成哮喘。

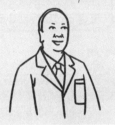

8

敏敏姐姐你心好大！那过敏性鼻炎是怎么形成的啊？

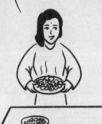

9

过敏是内因和外因共同导致的结果。内因呢，主要是自己的基因。

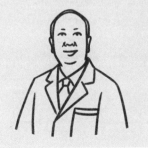

10

外因包括过敏原和环境因素，比如螨虫、花粉、霉菌、宠物（猫、狗）皮屑等。

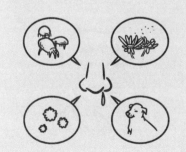

11

只有"内鬼"联动"外敌"，过敏才会发生、发作，两者缺一不可。

那为什么以前的人很少有过敏呢？

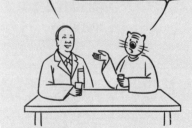

12

其实这和人们生活好了有直接关系。可以这么说，过敏性疾病也算是一种"富贵病"。

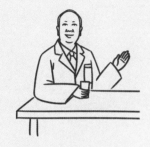

13

在以前，寄生虫感染很多，但是这对过敏性疾病其实是一种保护因素。

寄生虫

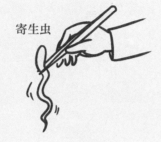

14

现在寄生虫没了，我们吃穿用的物品以及药品都大大丰富了，相当于过敏原多了。

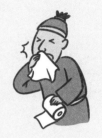

15

举个例子，古人肯定也有青霉素过敏的易感基因，但是，古代没有青霉素啊！所以古人绝对不会有青霉素过敏。

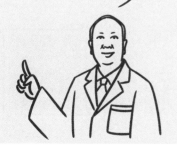

16

加上现在冬天空气质量变差，也会加重过敏的症状。

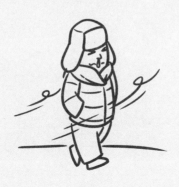

17

那像呆呆这种，应该怎么办啊？

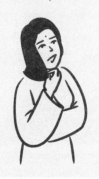

第四章

疾病防治

137

1. 针对过敏症状用药，及时对症处理。

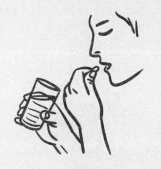

19

2. 查找病因，明确过敏原，有针对性地采取预防措施。比如是花粉过敏，那就要出门戴口罩或用花粉阻隔剂；螨虫过敏，家里就要除螨。

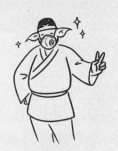

3. 有一部分过敏疾病，可以做免疫治疗，即脱敏治疗。比如尘螨、花粉、霉菌过敏引起的过敏性鼻炎、过敏性哮喘都可进行免疫治疗。

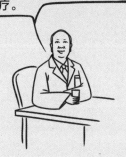

21

4. 坚持长期正规用药治疗。比如过敏性哮喘，如果哮喘得不到良好的控制，那么气道的结构会重塑，疾病就会变得不可逆，用药也无法明显改善肺功能，这样的情况将严重影响身体功能，甚至导致肺心病。

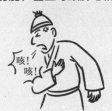

明白了！来人，赶紧抬我去医院！

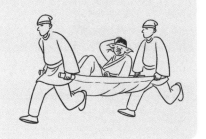

协和
医生说

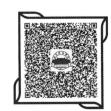

更多详情 请扫二维码

**捐献造血干细胞，
使生命不再苍白**

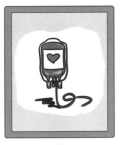

文字：北京协和医院 庄俊玲

1

熊猫，我最近在看《急诊科医生》，里面刘慧敏主任的女儿皓月得了白血病，做骨髓移植时经历了各种波折，看得我是既感动又心疼，哎……

2

大家听到白血病都会色变，觉得是不治之症，前段时间大火的电影《我不是药神》讲的就是一种慢性白血病。其实白血病也没有那么可怕，有的类型白血病甚至是可以治愈的。

熊猫茶馆

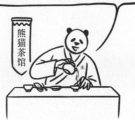

3

比如造血干细胞／骨髓移植就是一种重要的救治手段。正好北京协和医院血液内科庄俊玲教授正在喝茶，让她给大家讲一讲吧。

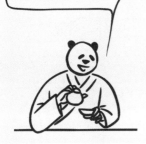

4

正如熊猫所说，随着医学研究的深入和近 30 多年来科技和药物的不断突破，白血病患者的治愈率也在不断提高。我们先来看看骨髓移植的起源。

庄俊玲 教授

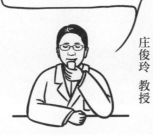

5

1957 年，骨髓移植首次应用于治疗放射性意外伤患者。在获得成功后，全世界接受骨髓或外周血干细胞移植的病例数已超过 10 万例，移植患者的长期生存率可以达到 50%～60%。

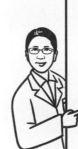

第四章 疾病防治

139

6

造血干细胞就像种子，虽然它在骨髓中的含量只有 1% 左右，却可以在患者体内生根发芽，不断自我复制并分化成各种血细胞。

造血干细胞

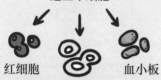

红细胞　　　　　血小板

白细胞

7

为了获取足够的干细胞，早期的移植需要对供者进行局部麻醉，从髂骨采集 1000 毫升左右的骨髓。

1000 毫升，天哪，快有两瓶纯净水那么多了，那对供者的健康是不是不太好啊。

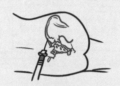

8

是的，会有一些影响，但影响不大。所以捐献骨髓的供者真的是太伟大了。20 世纪 90 年代，研究发现应用细胞刺激因子可以将造血干细胞动员入血中，通过采集血液就能获得所需的干细胞，总量只有几十毫升。

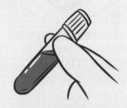

9

如此大大降低了采集干细胞的风险，也减少了供者的痛苦，真是个创举啊。

这的确是移植历史上的一个里程碑！不过在一些特殊病例，骨髓采集和移植还是会用到的。

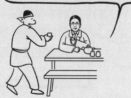

10

庄教授，哪些白血病患者需要接受造血干细胞移植呢？

白血病恶性程度虽然很高，但应用先进的基因检测等技术可以进一步对疾病进行危险度分层。

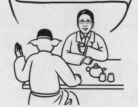

11

低危患者可以不进行移植，而高危患者和一部分中危患者是移植的主要候选者。在我国过去的 30 年中，供者的选择遇到了巨大的挑战。

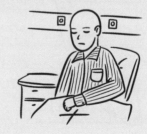

协和医生说

140

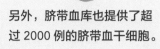

中华骨髓库为供者短缺提供了很大帮助，迄今为止已有超过 230 万志愿者申请捐献，成功提供 6700 多例骨髓或外周血干细胞。

另外，脐带血库也提供了超过 2000 例的脐带血干细胞。

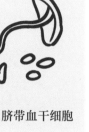

脐带血干细胞

更值得骄傲的是，我国开展的子女或父母半相合移植成为国际移植舞台上的"中国好声音"，很多国家纷纷效仿"北京模式"以解决供者缺乏的难题。

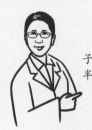

子女或父母
半相合移植

庄教授，我又想起《急诊科医生》中刘慧敏主任做骨髓移植手术时抽骨髓的场景，看得我不停地抹眼泪。您给大家讲讲移植流程及后期注意事项吧。

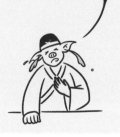

移植流程分为以下几步：首先患者需要完成 3～4 次化学治疗，将肿瘤细胞控制在安全范围之内。

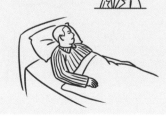

然后就是超大剂量放化疗，尽量清除残留的白血病细胞；完成这一步后患者即被转移至无菌移植仓中保护起来。

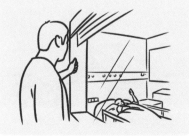

第四章 疾病防治

141

18

这时，供者需同时接受细胞刺激因子，3～4天后开始从血中采集干细胞。新鲜干细胞并不是直接注入患者的骨髓中，而是通过静脉像输血一样输给患者。

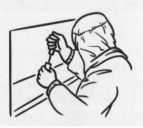

19

这是因为造血干细胞认识回家的路，可以"归巢"到适合它们扎根生长的骨髓腔中。

我们的造血系统这么神奇啊！

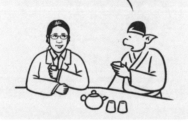

20

但如果只是把干细胞输入患者体内，即使患者接受了大剂量放化疗清空骨髓，干细胞也很快会被排斥掉而不能发挥作用。

这是为什么啊？

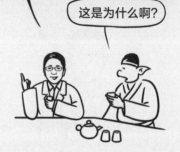

21

原因是大剂量放化疗并不能完全清除患者的免疫细胞。所以，为保证干细胞顺利"归巢"和生长，还需要应用免疫抑制剂，即抗排异药物来促使患者接纳干细胞。

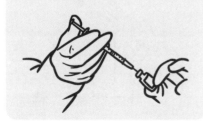

22

此时，大剂量放化疗之后原来的造血细胞被清空，患者遭受口腔溃疡、呕吐、腹泻、发热等种种痛苦，但只要在移植仓中坚持2～3周，95%以上患者体内的干细胞都可以顺利植入。

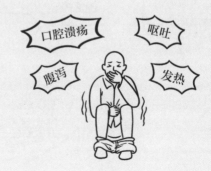

口腔溃疡　呕吐　腹泻　发热

23

那出仓后患者是不是就基本痊愈了啊？

不，出仓只是第一步。接下来的半年左右需要继续服用抗排异药物，保证造血和免疫重建。此时虽然血细胞恢复正常了，但患者的抵抗力仍然很低，需要预防感染。

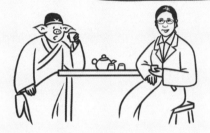

24

即使这样，仍有可能出现排异反应，严重排异甚至会造成生命危险。抗排异药物是一把双刃剑，一方面降低排异反应，促进干细胞造血；

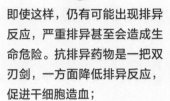

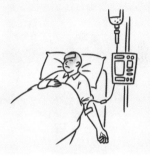

25

另一方面，过度抑制免疫功能可能导致残留白血病复发。好在造血干细胞移植与其他器官移植需终身服用抗排异药不同，如果没有严重排异反应，造血干细胞移植只需应用抗排异药半年左右即可。

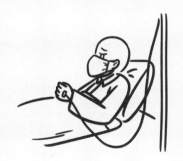

26

尽管移植流程已经常规化，但具体到每一位患者都需要医务人员精确度量。

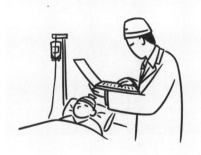

27

移植本身仍是高风险的治疗手段，相信技术的进步能够不断克服困难，提高患者的生存率。而捐献造血干细胞，将使生命不再苍白！

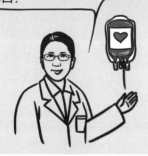

28

谢谢庄教授让我们知道了捐赠者的伟大和医疗技术的进步。希望大家都能为白血病患者出一份力。

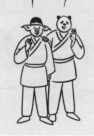

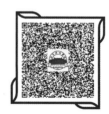

更多详情　请扫二维码

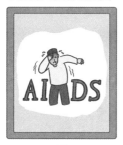

协和医生说

谈"艾"色变？
终结艾滋病流言

文字：北京协和医院 曹 玮

1

"在我国，估计现有艾滋病感染者约 125 万，全人群感染率约为 9.0/ 万，还有大约 1/3 的感染者不清楚自己的感染状态……"天啊，艾滋病居然离我们这么近，太可怕了！

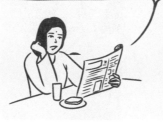

2

芷若，其实艾滋病离我们说远不远，说近不近！请北京协和医院的曹玮副教授给大家讲讲吧！

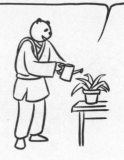

3

艾滋病是由人类免疫缺陷病毒（HIV）引起的一种慢性感染及炎症性疾病。最近 10 年，因为部分大众缺乏相关知识，自我保护意识淡薄，感染 HIV 的人越来越多。

曹玮 副教授

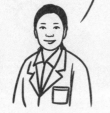

4

尤其是青年和 50 岁以上的老年人，属于高增长人群。在过去的 5 年里，性传播已经成为我国最常见的新发艾滋病病人的感染途径！

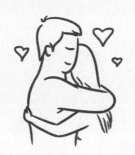

5

看来形势很严峻啊……那艾滋病是怎样传染的呢？

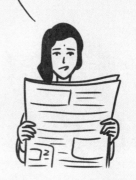

6

艾滋病的主要传播途径有 3 种：性接触、血液（静脉吸毒）传播、母婴传播。艾滋病病毒可以在感染者的各种体液中存活，但是病毒本身非常脆弱，一旦离开人体，基本活不了！

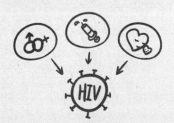

7

咳嗽、打喷嚏会不会传染艾滋病呢？

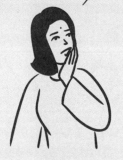

8

不会！唾液中的艾滋病病毒数量很少，而且该病毒一旦暴露在空气中会很快丧命！如果呼吸道和皮肤没伤口，那么可以确保绝对安全。

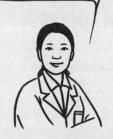

9

那废弃针头会不会传播艾滋病？

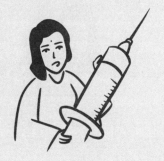

10

机会很小！艾滋病病毒娇气得很，想要在普通外界环境中存活基本不可能，通过废弃的血液用具传播感染的可能性很小。即便机会少，也依然不要使用废弃针头，而应一人一针头。

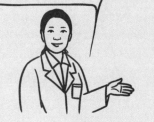

11

不过，共用针头注射就是另外一回事啦！共用针头内存留有感染者的新鲜血液，会传播艾滋病。

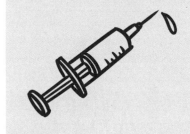

协和医生说

12

原来如此。那蚊虫叮咬会不会传播艾滋病呢？

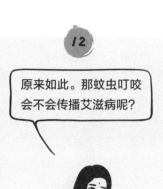

13

不会！因为艾滋病病毒非常"专一"，到现在只能存活在人或黑猩猩的体内，在蚊虫体内没办法存活。

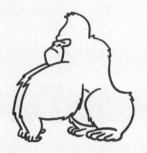

14

另外，像感染者的唾液、眼泪里虽然也含有一定数量的艾滋病病毒，但因为数量不够，所以由它们传播的感染可能性也几乎为零。

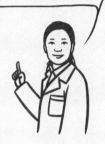

15

因此，对于一般人来说，日常与 HIV 感染者共同工作、日常礼节性接触，包括拥抱、礼节性亲吻、同桌吃饭、在公共泳池里游泳，都没有任何传染艾滋病病毒的风险。

不会传染

16

只有当与艾滋病感染者发生了"有效的"体液交换，比如输注血制品、无保护措施的性行为等情况下，才有可能出现感染。

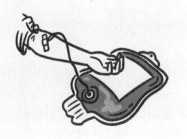

17

那如果万一不小心感染了怎么办？！

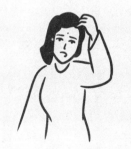

18

预防艾滋病，自我防护最重要！刚感染艾滋病病毒，往往没有症状；也有少部分人在刚开始几个星期里会低热、乏力，与普通病毒感染非常相似，但持续时间不长。

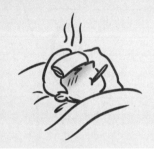

19

如果发生了可疑的感染暴露或者暴露后出现了类似的症状，需要警惕是不是感染了艾滋病病毒。

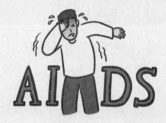

20

如果不确定是否感染，要做什么检查来确诊呢？

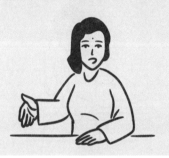

21

人体在感染病毒后需要一定的时间，才能产生出足够的病毒抗体；对于普通抗体检测来说，存在感染后的"窗口期"，即感染后暂时没办法检测到抗体的时期。

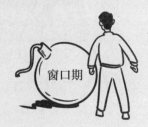

窗口期

22

这就好像敌人突然攻城，打了我们一个措手不及。我方需要一定的时间才能调集好守城的将士来应战。调兵遣将的这段时间就是"窗口期"啦。

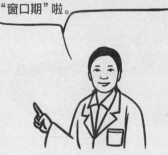

23

我国目前使用的艾滋病抗体初筛，在感染后 2~4 周就能出现阳性。如果可疑暴露后 3 个月时检测还是阴性，就说明几乎没有感染可能，不需要再反复检测了。

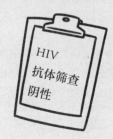

HIV
抗体筛查
阴性

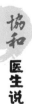

协和医生说

24

如果在窗口期内怀疑很可能感染了艾滋病病毒，还有没有别的方法可以确诊呢？

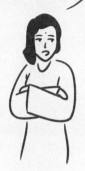

25

有！直接检测血液中的病毒最早可以在感染后 3～5 天发现病毒的踪迹，如果再结合血液 T 细胞检查的结果，可以实现早期诊断，进而及时治疗！

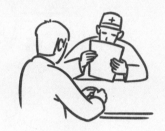

26

如果发生了可疑的暴露，比如高危的无保护性行为、医务人员或其他职业的高危针刺伤或外伤，也可以尽早到专业机构评估，必要时服用抗病毒药物进行暴露后预防（PEP）。

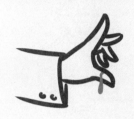

27

由于艾滋病病毒从进入人体到全面感染需要 3 天左右的时间，暴露后早期及时用药有一定的预防阻断作用。

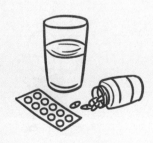

28

唉，就算可以治疗，可是艾滋病没办法治愈，也没有疫苗，感觉一辈子都毁了！

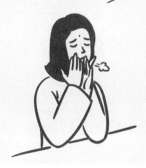

29

其实艾滋病也没有你想象的那么可怕。经过科学家们 30 多年的努力，目前的抗病毒药物已经能够彻底把病毒打压得抬不起头来，艾滋病不再是绝症啦！

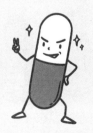

30

现在它成为一种可控可治的长期慢性病，像高血压、糖尿病一样，可以通过长期服用药物来控制病毒复制、减缓病情发展。

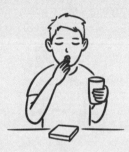

而且，艾滋病病毒感染者经过有效正规的治疗，完全可以和普通人一样拥有自己的工作、婚姻、家庭，甚至下一代。当然前提是终身按时服药、定期就诊复查和监测！

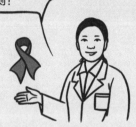

32

这样看来，面对艾滋病我们没必要那么恐慌。这要感谢医学的发展！谢谢曹玮医生！

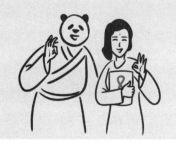

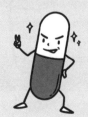

协和
医生说

协和医生说

便秘君，请不要再纠缠我

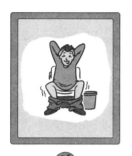

文字：北京协和医院 林国乐

唉……最近几个月，每天都腹泻。奇了怪了，我记得前两年我便秘来着，怎么这几个月开始拉肚子了！真是风水轮流转啊！

大便习惯改变，可能是直肠癌的征兆啊！

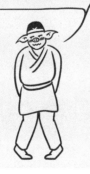

我当然知道危险！可是去医院查了一通，啥毛病没有，各种中药西药都用了，也不管用啊！你说我这是咋了？

呆呆啊，我看你这应该是便秘而不是腹泻。

什么？我这不是腹泻嘛，怎么变成便秘了？

林国乐 教授

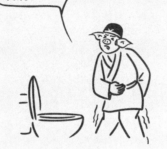

呆呆，你不要被表面现象所迷惑，便秘不等于大便干燥。便秘大致分为两种类型：第一种为功能性便秘，即是由于大肠功能减弱，或老是忍住便意而引起的便秘。

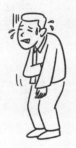

6

说白了，就是习惯成自然，你总不大便，自然就不会大便了。

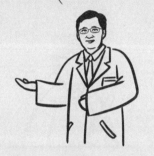

7

第二种是器质性便秘，即由于器官、组织结构发生病理性改变，比如肠管变细、大肠长了肿物，或者大肠形状异常，最终导致大便排不下来，引起便秘。

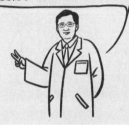

8

呆呆肠道没有异常，应该归于功能性。

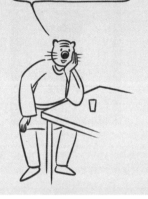

9

而功能性便秘又分为"一时性便秘"和"习惯性便秘"两种。

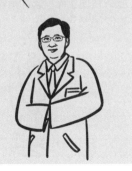

10

一时性便秘是因为旅行、搬家等生活环境改变，或者精神紧张、烦恼等暂时引起的便秘。

11

要知道，人的大肠运动是由自主神经调节，受外界影响很大。"愁"得便秘，绝非妄言。

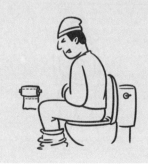

如果大肠功能持续降低，就成为了习惯性便秘。而习惯性便秘又分为迟缓性、直肠性和痉挛性3种。呆呆的便秘，应该就是痉挛性便秘。

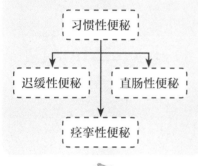

痉挛性便秘是因情感或情绪变化、精神上压力大所引起的便秘，是住在都市或从事脑力劳动者比较常见的便秘类型。

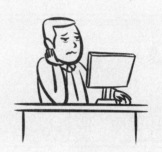

什么？
我就便秘一下，
怎么还痉挛了？

这种便秘不仅会因排便感到痛苦，而且拉出来的大便还是一颗颗硬硬的，就像兔子的大便一样。另外，每天常重复着便秘和腹泻，也可以说是痉挛性便秘的特征。

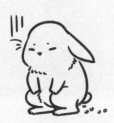

呀！林教授，您说的与我的症状一模一样啊！唉，两年前敏敏工作的地方远，事情多，我每天在家做饭带孩子，还得忙工作，压力非常大！然后就便秘了。

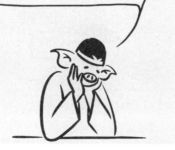

啥也别说了，林教授，像呆呆这种痉挛性便秘，应该怎么办呢？

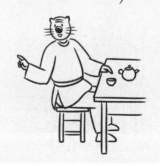

只要是功能性的便秘，其原因不过以下几点：

1. 没有养成正常的排便习惯。
2. 饮食过于精细，或液体摄入量不足。
3. 缺乏运动，胃肠蠕动变差。

那么，针对以上病因，我们平日可以这样做：

1. 动一动。便秘者多参加力所能及的运动，如散步、走路或每日按摩腹部肌肉数次，以增强胃肠蠕动能力。

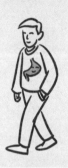

2. 形成规律的排便习惯。尝试养成每天早晨排便一次的习惯。即使无便意，也可以稍等一下，以便形成条件反射。

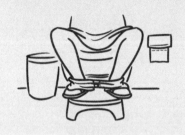

3. 秋冬季节，更要注意饮食。多吃含粗纤维的粮食和蔬菜、瓜果、豆类食物，尤其是冬天，一定要注意水果的摄入。

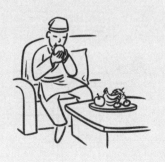

含膳食纤维最多的主食是麦麸、燕麦、玉米、大豆、果胶等；一些润肠通便的食物也很重要，如黑芝麻、蜂蜜、香蕉等。

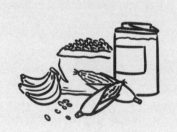

而且要多饮水。每天饮水至少要有 1500 毫升，晨起一杯温开水，可以有效预防便秘。

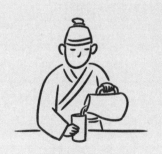

协和医生说

24

4. 不要便秘就吃药。尤其是痉挛性便秘，可以调整一下心理状态，缓解压力，心情放松后，便秘会大大缓解。

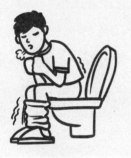

25

那请问林教授，老年人也总有便秘的情况，他们按照以上的做法也可以吗？

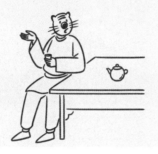

26

当然！老年人除了饮食调整之外，重要的是参加一些适当的体育锻炼，如太极拳、游泳等，坚持锻炼的老人，便秘发作概率会大大降低。

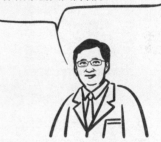

27

嗯嗯，谢谢林教授！我同事中有好几个都是有这种便秘的，我得转发起来，让他们都知道如何预防便秘！

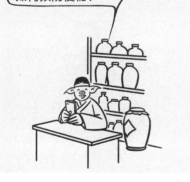

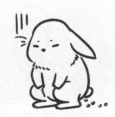

**这种有害物质
每家都有，一定要注意**

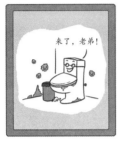

来了，老弟！

文字：北京协和医院 王良录

1

呆呆，出来，大扫除！

熊猫，我已经很累了，你能不能不折腾我了。再说了，两周扫一次就行了，你这一周扫一次，真是让人头疼！

2

呆呆呀，我们屋子里有很多有害物质，只有打扫干净了，才能保证我们的身体健康。

熊猫，你又开始耸人听闻了！

3

呆呆，这你可就不懂了，咱们家庭里确实有种"毒素"，这种毒素耐高温、耐低温，量虽然少，但毒性很高。

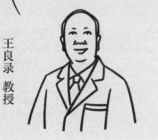

王良录 教授

4

它还能反复积累，能致癌、致畸；它藏在食物里，也可能就在我们周围，但是，你肉眼却看不到！

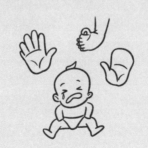

5

请问王教授，这毒素究竟是何方神圣，如此厉害？

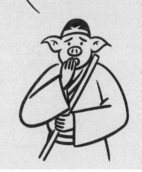

6

这种毒素叫做霉菌毒素！

霉菌？

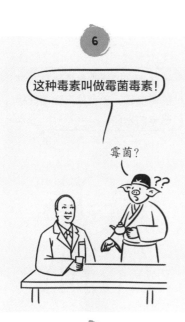

7

霉菌毒素是一种强烈的致癌物，被世界卫生组织列入一等致癌物。

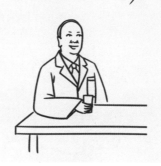

8

霉菌毒素更是一种强烈的致畸物质，它主要针对孕妇。如果孕妇接触了比较多的霉菌毒素，可能会引起胎儿的畸形，甚至流产。

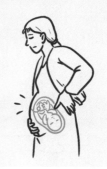

9

而且，霉菌产生的毒素非常顽强，即使你把霉菌都杀死，但毒素还是存在，不管水煮、冷冻、油炸，它都无所畏惧。

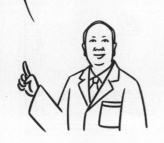

10

我的天，这霉菌毒素真够顽强的！那么问题来了，我们该怎样做，才能彻底远离霉菌呢？

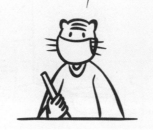

11

扫除！一般家里有 3 个容易产生霉菌的地方，一定要注意清扫。

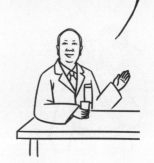

12

第一个地方：卫生间。
霉菌喜欢高温高湿的环境，卫生间正好投其所好。
尤其是那种不见阳光、不通风的卫生间。

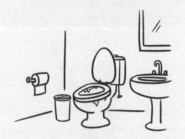

13

卫生间的墙角、瓷砖缝、瓷砖黏胶的地方特别容易滋生霉菌。霉菌会以各种颜色出现，可以是黑色，也可能是黄色、绿色、褐色、白色。

来了，老弟！

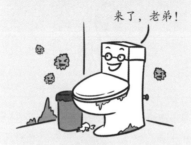

14

这些霉菌里面就包括赫赫有名的黄曲霉，也就是产生黄曲霉毒素的霉菌。

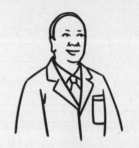

15

那么问题又来了，如何才能清除厕所里的霉菌呢？

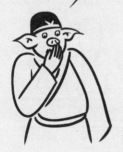

16

我有一个小窍门：把漂白剂和水以 1 ：10 的比例配成溶液，拿餐巾纸在配制好的溶液里浸湿，再贴在长霉菌的地方半个小时，然后揭下，用刷子刷干净。

漂白剂

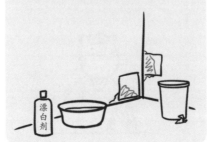

17

当然，我们也要在卫生间里装配排风设备，洗澡之后，要长时间进行排风除湿，门要敞开，浴帘要拉开晾干。

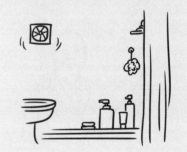

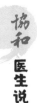

协和医生说

18

来人，开排风！

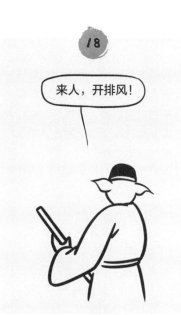

19

第二个地方：冰箱门。
冰箱门上，会有大量的霉菌，
比如说链格孢、青霉、
黄曲霉、烟曲霉等。
具体危害见下表。

霉菌种类	霉菌危害
链格孢	吸入性过敏
黄曲霉	致癌
青霉	吸入性过敏
烟曲霉	感染、吸入性过敏

20

慢着，冰箱里面不是很冷吗，
霉菌不是该被冻死了吗？

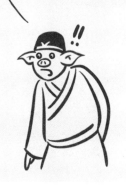

21

并不会！霉菌的孢子生命力极其
顽强，甚至可以抵御 −50℃的低
温；在 −10℃的时候，顶多不繁
殖，并没有死亡，一旦温度上
升，立即恢复活力。

哼，我胡汉三
又回来了！

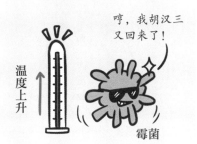

温度上升

霉菌

22

那么问题又来了，
如何清除冰箱里的霉菌呢？

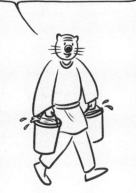

23

很简单，我们可以用酒精和苏打
水按 1∶1 的比例配好，用吸水
性强的纱布或纸绕在叉子上，蘸
一蘸溶液，沿着冰箱门缝隙擦拭
清除霉菌。

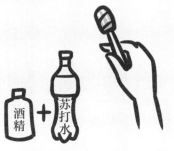

酒精 + 苏打水

24

另外，冰箱里坏了的食物，赶紧扔。看到橘子上的绿毛了么？那就是青霉，也就是大名鼎鼎的青霉素的来源！

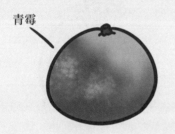

青霉

25

第三个地方：阳台。因为很多人喜欢在阳台养花，养花的时候，就需要腐殖土，腐殖土里面就有大量的霉菌。

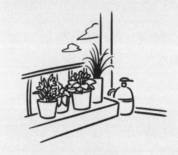

26

霉菌致畸致癌，还有个害处很招人烦，那就是过敏。尤其那些路过垃圾堆、植物丛、农村堆肥地就喷嚏连天的人，基本就是霉菌过敏。

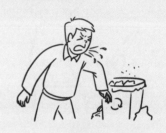
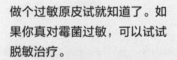

27

所以说，解决阳台霉菌的办法，就是别在封闭阳台养花，养花就别封阳台。

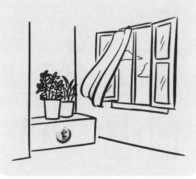

28

我就爱养花，咋知道自己是否对霉菌过敏啊？

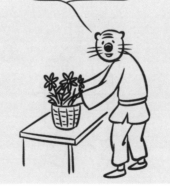

29

做个过敏原皮试就知道了。如果你真对霉菌过敏，可以试试脱敏治疗。

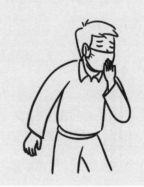

30

另外需要说明的是，霉菌是真菌的一种，不是所有的真菌都害人，我们吃的木耳、银耳，都是真菌，它们是霉菌的兄弟；酱油、醋、面包、米酒，都要靠酵母发酵，酵母菌就是一种真菌，所以真菌不都是有害的。

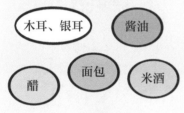

木耳、银耳　酱油　醋　面包　米酒

31

正所谓一善一恶，不过一念之间。谢谢王教授，大家赶紧给家里来个大扫除吧！

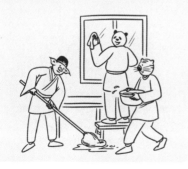

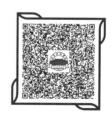

更多详情　请扫二维码

第四章　疾病防治

飞机上，
有人捂住了女子的嘴

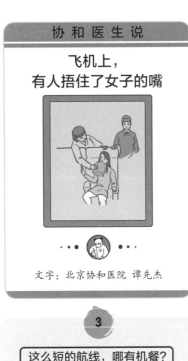

文字：北京协和医院 谭先杰

1

航班机舱内

2

空乘小姐姐好！
麻烦来 10 份机餐！

3

这么短的航线，哪有机餐？
你没看飞机都快着陆了吗？

哦！

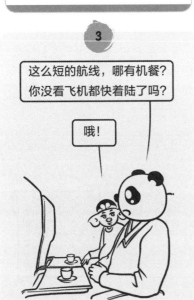

4

空乘小姐！帮帮我！

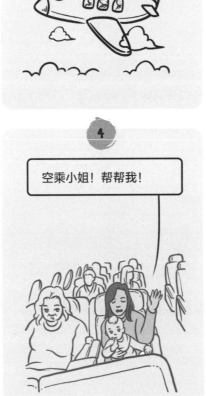

5

我好难受，头晕，
想吐……

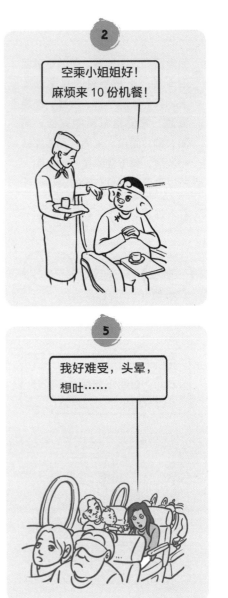

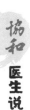

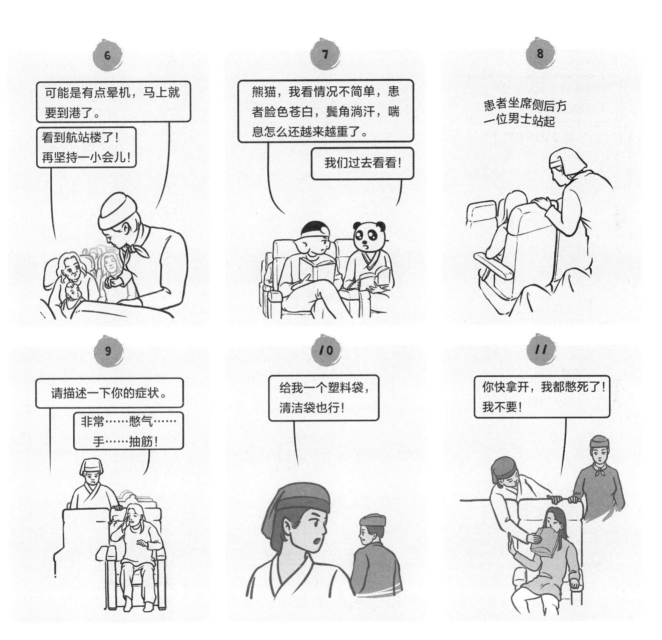

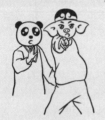

12

呼吸不畅还要扣上袋子，大家快去阻止他！

别添乱！那是北京协和医院的谭先杰教授，他这样做有道理！

13

原来是北京协和医院的专家啊！

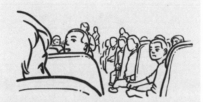

14

放心，憋不着的，慢慢来。

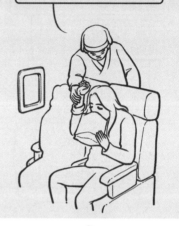

15

几分钟后……

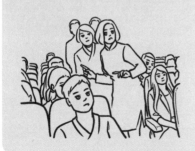

16

我好多了，能呼吸了！

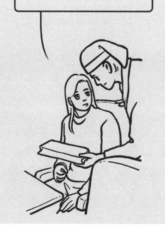

17

真神奇！今后再有类似情况，我也拿个袋子扣上去！

别乱来，还是让谭教授讲讲病理生理知识吧。

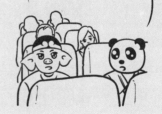

18

原来是熊猫大侠和呆呆呀。呆呆，这是一种特殊的危险情况，叫作"过度换气综合征"！

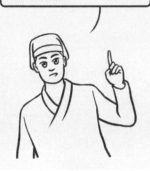

19

年轻妈妈可能是太紧张了，飞机下降时自己感觉有些不舒服，又担心自己身体出状况后孩子没人管，于是越发紧张。大口呼吸，呼出了大量二氧化碳，导致体内二氧化碳浓度下降，出现了一种危险的病理情况——呼吸性碱中毒。

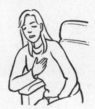

20

人体内环境是需要维持酸碱平衡的，二氧化碳在体内与水结合形成碳酸，如果缺氧，二氧化碳过多，就会形成酸中毒，比如有呼吸道疾病或者终末期的患者。相反，如果体内的二氧化碳过少，碳酸就不足，就会形成碱中毒。

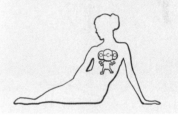

21

呼吸性碱中毒时，血液中钙离子与白蛋白的结合增多，使游离的钙离子浓度下降，导致患者会出现神经、肌肉应激性增高，患者会感到口周、四肢发麻、肌肉痉挛、耳鸣等，可发生手足搐搦，甚至全身惊厥发作，如果处理不及时，会很快危及生命。

22

年轻妈妈由于紧张而大口呼吸，把体内的二氧化碳排了出去。她现在缺的不是氧，而是缺二氧化碳！所以，我要用袋子罩住她的面部，让她把自己呼出去的二氧化碳再吸入肺内，提高血液中二氧化碳的浓度，纠正了碱中毒后，她的手足抽搐自然就缓解了！

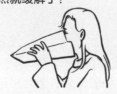

23

这就是我用袋子罩住这个年轻妈妈口鼻的原因！

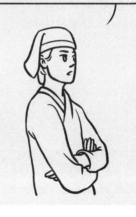

24

原来如此！谭医生，这种情况临床上也常见吗？

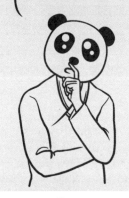

25

有时会出现！一次查房的时候，一位年轻的患者子宫肌瘤剔除术后，突发胸闷，手脚发紧；吸氧之后，不但没有缓解，症状还越来越重，手抽搐成爪样，根本伸不开。

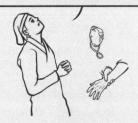

26

从手抽搐的情况判断是缺钙。护士随即给她静脉推注了两支葡萄糖酸钙，患者的症状稍为缓解。然而好景不长，患者症状很快反复，而且越来越重！

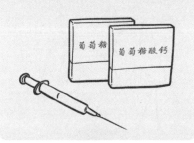

27

我们立即对患者进行血气分析，检测电解质水平和酸碱平衡状态，同时紧急呼叫内科协助，才及时解除危机。

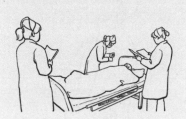

28

虽然现在提倡循证医学，但医学在某种程度上还是经验科学。有些病情病证只有你见过、实践过，才会想到，才会处理，才敢处理！

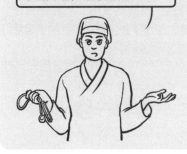

29

协和专家真棒！

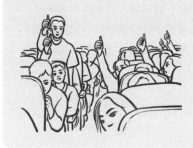

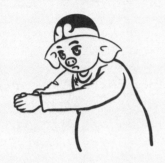

今天真的是长学问了，谢谢谭大夫！

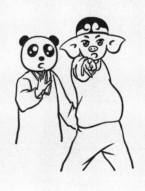

第四章

疾病防治

协和医生说

痛风和生孩子一样疼，不想复发看这里

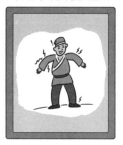

文字：北京协和医院 曾小峰

1

大夫，我这两天好像痛风了，实在是太疼了！麻烦您帮我看看吧！

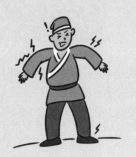

2

痛风确实疼。要知道，疼痛共分10级，蚊虫叮咬为1级疼痛，分娩为10级疼痛；而痛风同分娩一样，也可以达到10级疼痛。

曾小峰 教授

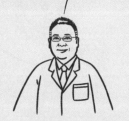

3

目前来说，中国约有1600万痛风患者，痛风发病率越来越高。很多人痛风发作的时候，风吹一下都疼得要命！

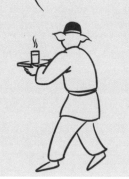

4

风吹一下都疼！好可怕！曾教授，您可得给我们好好讲讲痛风。

5

痛风是一种代谢性疾病，随着体内尿酸越聚越多，最终在关节、耳朵等部位沉积；如果沉积在肾脏，就会形成尿酸盐结石，甚至可以形成尿毒症。

尿毒症

协和
医生说

6

有些人说痛风是吃出来的，如果不吃海鲜，不喝啤酒，就不会得痛风。曾教授，是这样吗？

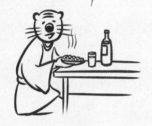

7

这是一个明显的误区！首先，痛风是一个很复杂的病，饮食因素只占 20%。

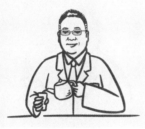

8

比如肾功能不好、肾衰竭，体内尿酸就会排不出去；一些血液病破坏了白细胞，出现了代谢问题，也会诱发痛风。

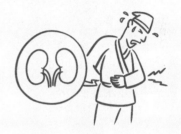

9

还有一些药物，如阿司匹林，虽然可以预防心血管病，但也会干扰尿酸的排泄，所以阿司匹林也容易导致痛风发作。

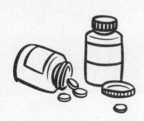

10

可是我看痛风就是关节疼呀，吃了镇痛药就没事了吧！

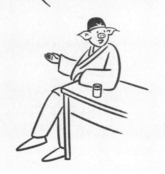

11

当然不是。痛风也可能导致肾脏病，最终导致尿毒症。此外，痛风还容易导致心脑血管疾病。

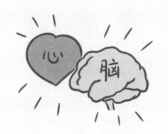

12

啊？痛风还容易导致心脑血管疾病！这是为什么呢？

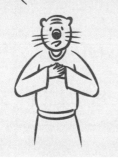

13

痛风本质上是代谢性疾病，是体内尿酸代谢出了问题，而尿酸的代谢跟血糖、血脂等代谢过程是密切联系在一起的。

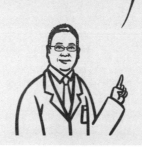

14

痛风患者往往伴有肥胖、高脂血症、糖尿病等合并症，这些都是导致心血管疾病的高危因素。如果这些因素得不到很好的控制，高血压、冠心病等疾病就会伴随而来。

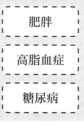

肥胖

高脂血症

糖尿病

15

原来这么可怕，看来我们对痛风的了解实在有限！那么请问曾教授，如何才能避免痛风发作呢？发作了实在太疼了！

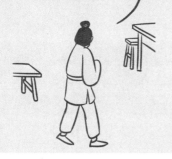

16

1. 避免突然受冷。注意，这里指的突然受冷，不是指天气变凉，而是突然间接触到冷气。

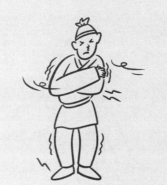

17

因为在身体突然遭遇严寒的情况下，体内尿酸盐更容易从体液中析出，沉积到关节等部位，从而诱发痛风发作。

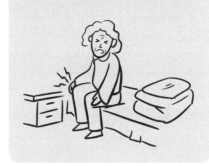

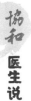

不过，如果痛风发作，是可以用冰块冷敷的，局部冷敷可以缓解痛风炎症的红、肿、热、痛症状，但绝不可以热敷。当然，如果太疼了还是要去医院就医。

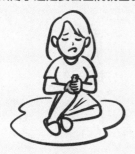

2. 避免饮酒和高嘌呤饮食。有关这方面的宣传教育很多，不再赘述。

3. 避免高糖饮料。高糖饮料中的果糖和代谢产生的乳酸都严重影响尿酸排泄，会大大增加痛风发病几率。

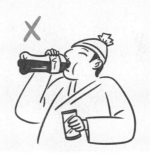

21

4. 避免剧烈过量的运动。运动当时是不会引起痛风的，但高强度的运动会使尿酸增加，再加上运动时的炎症，最终在安静的时候，尤其在夜晚休息时诱发痛风。

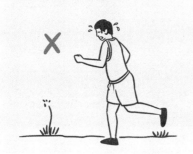

正所谓白天运动无往不利，晚上疼痛无边无际！

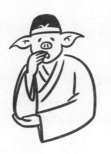

可是我听人说，为啥尿酸降下来了，痛风还会犯呢？

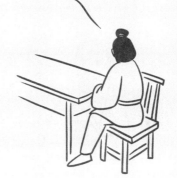

第四章 疾病防治

要记住，痛风发作的原因是尿酸的"波动"，即尿酸忽高忽低。

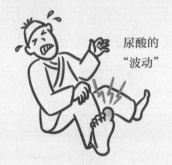

尿酸的"波动"

25

所以，我们在把尿酸降到"达标"（低于 360μmol/L）时，还要配合防止痛风发作的药物，比如秋水仙碱和一些非甾体抗炎药，这样才能保证在降尿酸时痛风不发作。

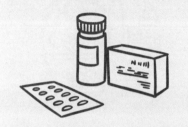

那现在的医疗技术能让痛风患者发作一次后，再也不发作第二次、第三次吗？

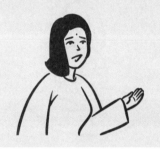

27

1. 饮食控制，改变生活方式，都可以减少痛风发作，但很难完全避免发作。

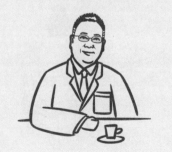

2. 药物治疗。要想把痛风发作降到最低，患者要坚持遵医嘱服药，把体内的尿酸降到 360μmol/L 以下，即保证尿酸值达标。

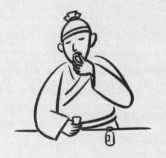

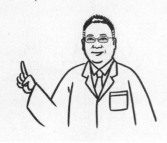

29

总之，记住：痛风患者无论疼与不疼，都别饮酒，别喝饮料，别吃高嘌呤食物，别剧烈运动！

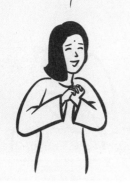

30

明白了，谢谢曾教授！

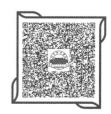

更多详情 请扫二维码

慢性粒细胞白血病的昨天、今天和明天

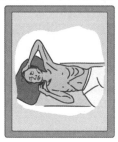

文字：北京协和医院 段明辉

1

《我不是药神》火了。慢性粒细胞白血病（以下简称"慢粒白血病"），再一次牵动了国人的心。每年的 9 月 22 日是"国际慢粒日"，咱们有幸邀请到北京协和医院的段明辉教授，讲讲慢粒白血病的问题。

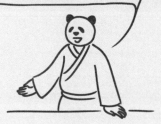

2

大家好，熊猫好，我是北京协和医院的医生段明辉。请问咱们这面馆发言有什么规矩吗？

段明辉 教授

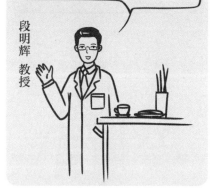

3

没啥规矩。咱们面馆是个"聊天 + 科普"的节目。今儿话题啊，就是讲讲慢粒白血病的"昨天、今天和明天"。

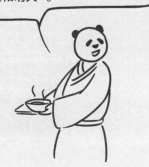

4

是这样啊，那我可就有话说了。慢粒白血病在以前是高致死的恶性肿瘤疾病，在患者之间流传着一句话：
"治不治，三年半"。

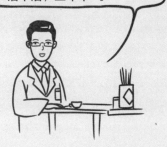

5

为什么这么说呢？

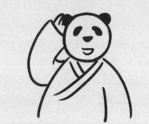

6

因为传统疗法疗效差，还会有脱发、疲劳、抑郁等不良反应，很多患者骨瘦如柴啊！

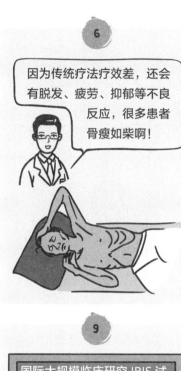

7

于是，这世上就出现了"药神"。

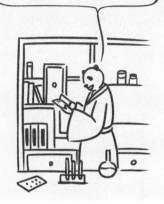

8

是啊，也就是伊马替尼，它不仅给患者带来新的希望，而且还开启了癌症靶向治疗的新篇章。

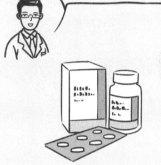

9

国际大规模临床研究 IRIS 试验结果显示，伊马替尼让慢粒白血病患者的 5 年生存率达到了 90% 以上，10 年生存率达到 83.3%。

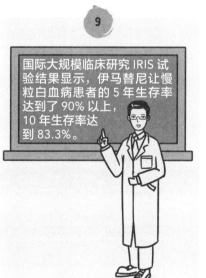

10

那生存率还是很高的，尤其与一般癌症患者比起来，慢粒白血病患者已经很幸运了。

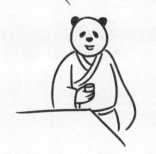

11

但还有一些问题，就是有些患者安于现状，他们认为用了伊马替尼就好了，如果改变现在的治疗方式，就会有生命危险。

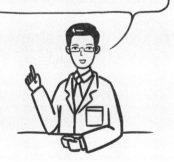

12

还有些患者，他们在连续服药几年之后，开始偷懒，不再定期去医院监测。

白血病监测指南

13

而且，所有抑制剂类药物都会有一定耐受性，时间或长或短。研究发现，临床上有 25%～30% 的服用伊马替尼的慢粒白血病患者，会因为耐药或不耐受，需要及时调整治疗方案。

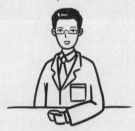

14

如果这部分患者不能定期进行监测，可能会延误换药时机。

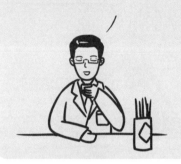

15

这并不是我捏造的数据，而是有调研依据的，从下图就可知目前慢粒白血病患者疾病管理方面的问题。

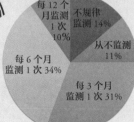

每12个月监测1次 10%
不规律监测 14%
从不监测 11%
每6个月监测1次 34%
每3个月监测1次 31%

16

确实存在这些问题。那段教授，在您心中，慢粒白血病治疗的"明天"是什么样子呢？

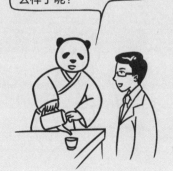

17

有可能实现停药！也就是说，只要定期去医院监测，及时调整治疗方案，就有机会停药。

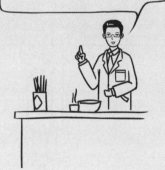

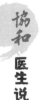

协和医生说

哦？以后可以停药？这个可厉害了！

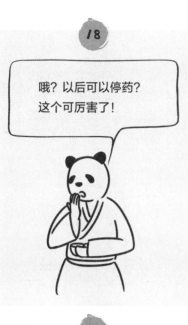

现在有一种新的理念，称无治疗缓解。也就是说，体内虽然有少量白血病细胞，但已经不能检测出来，或者只是一个很低的水平，无须治疗。

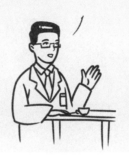

打个比方，每个人心里都有一个"魔鬼"，只不过这个"魔鬼"力量很小，不需要去找心理医生看病。

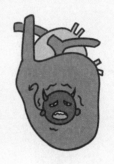

段教授，这真令人鼓舞。现在医学能有让患者达到无治疗缓解的药物吗？

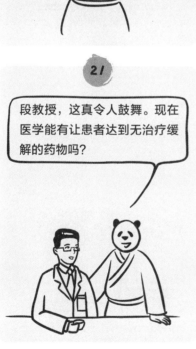

当然有，例如第二代新药，叫做尼洛替尼，国家药品监督管理局确实把停药纳入了它的说明书。

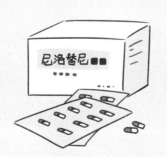

尼洛替尼

其实伊马替尼也可以达到这个效果。但是伊马替尼和尼洛替尼相比，尼洛替尼能更快地达到无治疗缓解，而且达到无治疗缓解的患者比例更高。

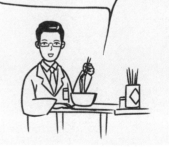

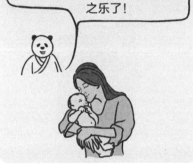

24

呀，这可是大事啊！这就等于患者停药的成功率更高，实现停药的时间更短；也可以减轻经济负担；更能怀孕生孩子，享受天伦之乐了！

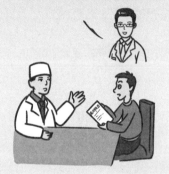

25

但是，话说回来，就算患者无治疗缓解了，也需要去医院定期监测。就算慢粒白血病已经得到控制，也依然要全力提防复发。

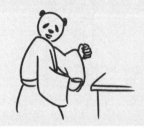

26

昨天，死神降临，我们战亦死，不战亦死；今天，我们借助科技，与疾病握手言和。

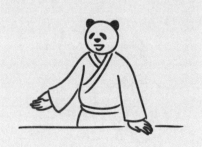

生活中的致命凶手，你注意了吗

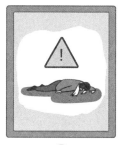

文字：北京协和医院 尹 佳

话说《笑傲江湖》中华山派的首席高徒王铁柱和峨眉派高足田二妞相亲，在赵四馒头店吃完了馒头，正准备比武切磋，突然王铁柱一头栽倒在地！

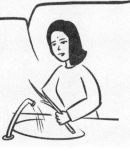

华山派认为是峨眉派在馒头里下毒，现在华山高手齐聚峨眉山。可哪知最后法医裁定，王铁柱死于面粉过敏！

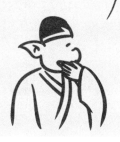

真别说，过敏真会出事！你忘了以前我们去医院输青霉素前需要做皮试了吗？那么，就请北京协和医院变态反应科的尹佳教授，为大家讲讲过敏带来的严重问题吧！

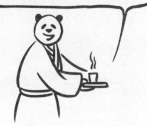

大家好！上述案例法医裁定的没错。"面粉"的确会引发过敏反应，过敏反应也是会死人的。这位王铁柱很有可能就是小麦过敏引起的过敏性休克！

尹佳 教授

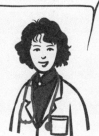

什么？小麦也能过敏？！过敏也能休克？！尹教授，这您可得给我们好好讲讲。

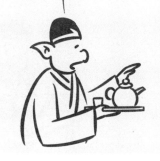

第四章 疾病防治

179

6

呆呆，你孤陋寡闻了！我们北京协和医院变态反应科做了过敏性休克的回顾性研究，发现85%的休克诱因可以明确。

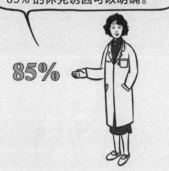

85%

7

总的来看，食物诱因占77%，药物占7%，昆虫占0.6%，其余为不明原因的"特发性"休克。在诱发过敏性休克的食物清单里，小麦为主要元凶，占到总诱因的37%；水果（蔬菜）居第二，占20%；随后是豆类（花生）占7%，坚果（种子）占5%。

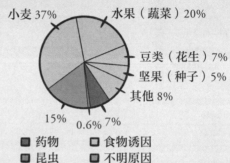

小麦 37%　　　水果（蔬菜）20%

豆类（花生）7%
坚果（种子）5%
其他 8%

15%　0.6% 7%

■ 药物　　□ 食物诱因
■ 昆虫　　■ 不明原因

8

其中，最常见的致敏水果为桃，最常见的致敏坚果为腰果。但是，小麦诱发了57%的重度过敏反应，而水果蔬菜类倾向于轻中度。

我这人特倒霉，
吃面过敏，
喝凉水塞牙。

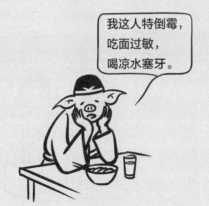

9

有一名患者，经常过敏，各种忌口，最后只吃馒头咸菜，可还是过敏。后来到医院就诊，经查，原来他是小麦过敏。

協和医生说

10

药物过敏是过敏性休克住院患者的第一诱因。易过敏药物居第一位的是中药，占37%；居第二位的是抗生素，占24%，其中青霉素最为常见；居第三位的是解热镇痛类药物，占16%。

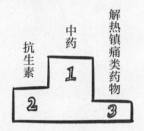

11

可过敏这点小事，怎么会引发休克呢？

12

过敏性休克是严重的过敏反应。过敏原包括吸入性的粉尘、食物和药物。它们进入人体后，体内的免疫细胞有记忆功能，可以将过敏原记住。

我记住你了

免疫细胞

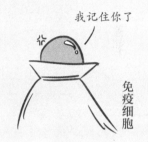

13

而它们再次进入人体时，体内的肥大细胞（免疫细胞的一种）会释放很多介质，而这些介质会释放很多炎症因子，这些炎症因子会引发多器官的反应。

上次就是这小子说我胖，给我打！

肥大细胞

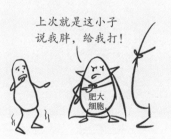

14

如果炎症因子作用在支气管呢，就会引起支气管哮喘；作用在黏膜下，则会引起喉头水肿，喉头水肿会引发窒息。

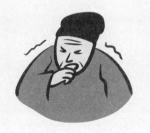

15

这么说可能比较抽象，如下图所示。过敏带来的是液体的渗出，渗出在嘴唇，就是嘴唇肿；渗出在皮肤，就是皮肤风团；而渗出在喉头，那就是喉头水肿。

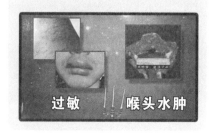

过敏 　　喉头水肿

第四章 疾病防治

要知道，喉头周围的空间是很狭小的，而且是人体唯一的进气通道，喉头水肿，会导致吸气性呼吸困难等，所以过敏性休克后，很多患者都是窒息死亡的。

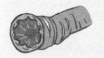

17

此时我好想成为一棵大树，每一片树叶都能呼吸！

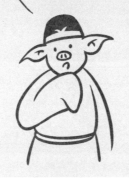

呆呆，别乱说！如果窒息超过一定时间，脑部缺氧时间过长，就算抢救过来，患者也会成为植物状态（植物人）。

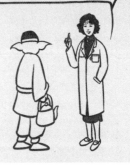

19

这实在太可怕了。那过敏性休克从发作到死亡的时间，一般是多久？

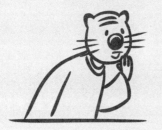

如下表所示。其中医源性过敏休克死亡时间最快，约5分钟；食物过敏休克死亡时间最慢，约30分钟。这就是为什么去医院注射青霉素之前，要做皮试的原因。因为一旦出现过敏，真的很难抢救回来啊！

过敏性休克引起死亡的时间中位数	
1. 医源性（静脉或肌内注射）	5分钟
2. 蜂毒蜇刺	15分钟
3. 食物过敏	30分钟

过敏性休克这么凶险，我们应该注意什么呢？

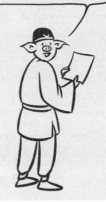

22

第一，要做一个过敏原检测，清楚自己对什么过敏，避而远之。
第二，如果过敏了，不要运动。
第三，使用解热镇痛药要慎重，如阿司匹林。

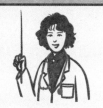

23

运动是最常见的加重因素，39%的过敏性休克发生在运动过程中。其中"食物依赖运动诱发"严重过敏占到 87%。

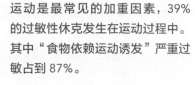

24

举个例子，如果一个对小麦过敏的人，吃了馒头，然后又剧烈运动，平常还坚持服用阿司匹林，后果就不堪设想了。

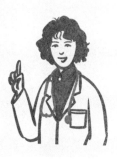

25

这不就是王铁柱么！你说俩人相亲，还比什么武？纯属没事儿找事儿！

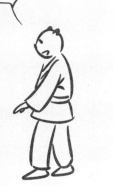

26

那有没有应对过敏性休克的药物呢？

27

过敏性休克的抢救，肾上腺素主之。掌握肾上腺素肌内注射方法，关键时能救自己或他人一命。但是，过敏性休克很可怕，千万别等到休克了再治疗，平日预防是关键！

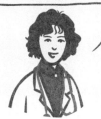

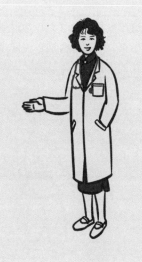

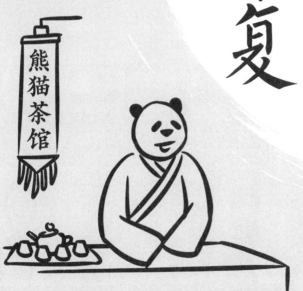

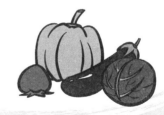

第五章

运动、心理与康复

熊猫茶馆

协和医生说

如何与疾病
这个不速之客相处

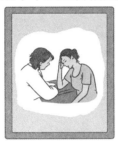

主审：北京协和医院 洪 霞
文字：北京协和医院 姜忆南

1

呆呆，你怎么垂头丧气的？

2

我二姨自从检查出患了多发性硬化症后，总是不开心，夜不能寐，茶饭不思，工作也不积极。我在烦恼如何宽慰她。

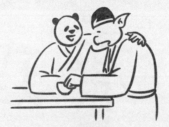

3

患病后人的心理会发生很大变化，心态对疾病的进展和预后也有很大影响。你看，北京协和医院的姜忆南医生正在茶馆喝茶，我们向他请教请教吧。

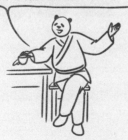

4

大家好，疾病对每一个患者就像一个不速之客，我们要学会如何与疾病相处。

姜忆南 医生

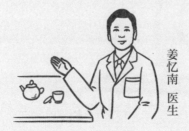

5

首先，我们要了解，对于患者而言，生病意味着什么呢？

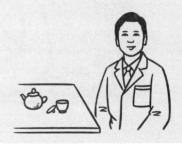

6

依据马斯洛的需求层次理论（下图），生存和安全是人类最基本的需要。当健康和生命受到威胁时，绝大多数人会陷入深深的焦虑和沮丧之中。

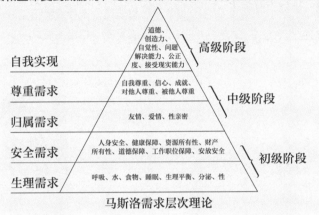

自我实现	道德、创造力、自觉性、问题解决能力、公正度、接受现实能力	高级阶段
尊重需求	自我尊重、信心、成就、对他人尊重、被他人尊重	中级阶段
归属需求	友情、爱情、性亲密	
安全需求	人身安全、健康保障、资源所有性、财产所有性、道德保障、工作职位保障、安放安全	初级阶段
生理需求	呼吸、水、食物、睡眠、生理平衡、分泌、性	

马斯洛需求层次理论

所以，当患者面对疾病时，伴随而来的是无望、无助、焦虑、沮丧、孤独、愤怒等消极情绪。

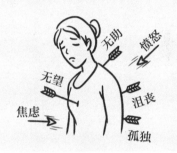

8

为了帮助患者与疾病相处，我们应该学会发掘患者的"资源"！

资源？

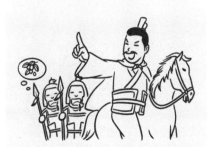

资源是指患者自身的优势、力量、价值与希望。就像"望梅止渴"中的梅子让口渴的兵士们士气振作，终于走出了困境。

在面对疾病这样强大的"对手"的时候，一定要帮助患者看到自身的"资源"，才能有信心战胜对手。

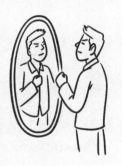

第五章 运动、心理与康复

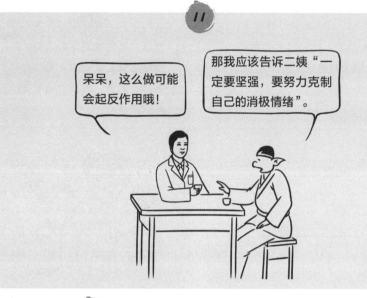

11

呆呆，这么做可能会起反作用哦！

那我应该告诉二姨"一定要坚强，要努力克制自己的消极情绪"。

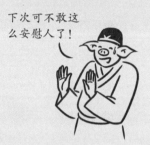

12

因为当对一个人说"你要坚强的时候"，其背后的含义往往是"你不够坚强，或你太脆弱了……"这其实是在"指出问题"。

下次可不敢这么安慰人了！

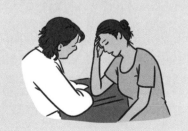

13

我们应该要做的是"资源取向"，帮助患者发现自己的优势、希望、能力等。

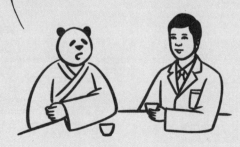

14

患者的资源具体是什么呢？

资源在这里可以理解为患者关注的方向，主要有内在资源、外在资源和人际资源等。

15

1. 内在资源。
技能、视野、目标、兴趣、态度、知识、外表、记忆、信仰。

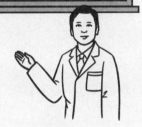

16

2. 外在资源。
工作、经济能力、爱好等。

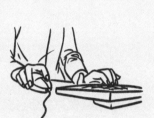

17

3. 人际资源。
伴侣和家人、朋友、医生。

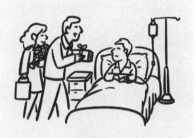

18

作为医生或患者家属，应当关注这些"资源"，让患者把注意力转移到可以给自己带来积极情绪的事情与活动中。

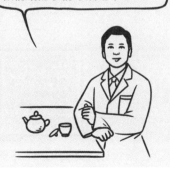

19

发现自身的资源就像孩子在海边捡拾贝壳，用自己发现美的眼睛，一片片、一块块地收集专属于他（她）的宝藏。

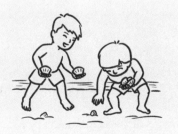

20

下面的"宝藏"来自一位肿瘤患者的实例：

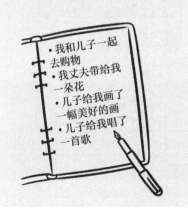

- 我和儿子一起去购物
- 我丈夫带给我一朵花
- 儿子给我画了一幅美好的画
- 儿子给我唱了一首歌

第五章　运动、心理与康复

21

就是这样一个个"宝藏"，可以带领每一位面对不速之客而手足无措的患者们走出阴霾，迎接春天。

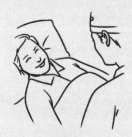

22

明白了，谢谢姜医生！我们一起帮助患者发掘"宝藏"，重建生活的平衡，更好地面对疾病与挑战！

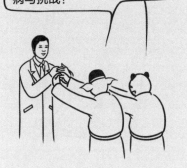

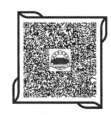

更多详情　请扫二维码

蹲便还是坐便？
别争了，听听专家怎么说

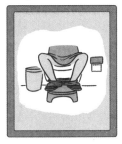

文字：北京协和医院 林国乐

1

小虎，我问你一个问题，你肯定答不上来！上厕所是蹲着好还是坐着好？

2

当然是蹲着了！因为坐马桶的时候，由于肛提肌的牵拉，使直肠形成角度，不利于大便的排出。而蹲坑的时候，肛提肌牵拉减少，更有利于大便的排出。

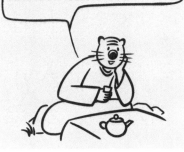

3

错！我倒认为，坐着好。否则为啥马桶都是坐式的，而不是蹲式的？

呆呆，你这思维就错了。大家都在做的，未必是对的！

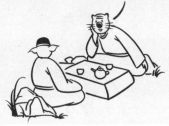

4

哼哼，不管你怎么说，反正我认为坐着好！

你这不是抬杠么，明明是蹲着好，你要相信科学！

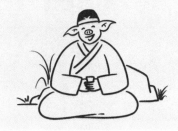

5

两位这又何必，为了区区一个大便的事情相互"厮杀"，岂不让人笑话？

林国乐 教授

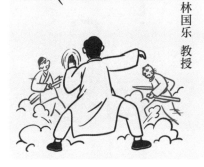

6

哟，这不是北京协和医院的林教授嘛，快跟我们讲一讲大便应该用什么姿势。

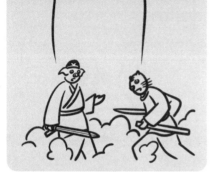

7

客观地说，蹲坑和马桶各有利弊。蹲坑，双膝关节和下肢都承受很大压力，非常不适合年老体弱的人。

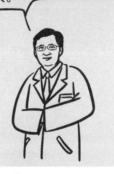

8

但是，蹲坑也有好处。第一，蹲坑的时候腹压比较大，有利于大便排出。第二，蹲坑肯定不能坚持太久，自然减少了排便时间。这两点才是蹲坑有利于大便排出的原因。

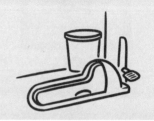

9

至于肛提肌和直肠角度的原因，纯属是网友整的故弄玄虚的说辞，它对排便的帮助完全可以忽略不计。

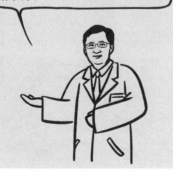

10

就是这个图片，才是健康的排便方式。咱东方人擅长养生，可谓历史悠久。呆呆，我的观点已被协和专家认可，你认输吧！

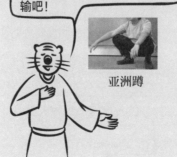

亚洲蹲

11

小虎别着急，其实坐便对排便也有好处，因为人坐着的时候放松，而人在放松的情况下，是更有利于排便的。人在紧张的时候，是排不出来的。

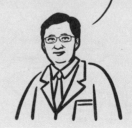

协和
医生说

但是，坐马桶排便也有不利之处。第一，坐着的时候腹部压力减轻了。第二，坐舒服了，排便时间会延长。这也是很多人指责坐式马桶的原因。

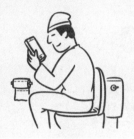

但是，坐马桶是大势所趋啊！尤其对于家中有老人的家庭来说，蹲式马桶真的不方便。

既然坐式马桶已经是主流，咱只能顺应，不能挡住潮流。我有两招，供大家参考。

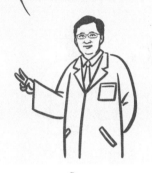

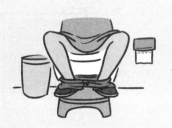

第一，坐马桶的时候，可以踩一个小板凳，上身微微前倾，这样就可以模拟蹲便，增加腹压，促进排便。

第二，坐马桶大便一定要速战速决，要集中注意力，不要有杂念，不要干杂事，比如读书看报、刷微信微博、玩游戏等。每次大便应在 5～10 分钟内解决。

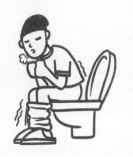

不错，连解大便都不能专心致志的人，还能指望他一心一意地干什么事情？

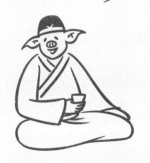

第五章　运动、心理与康复

18

正是如此。小虎，呆呆，其实没有最好的排便姿势，只有更好的排便习惯。是蹲便还是坐便，两位也不要再争了。

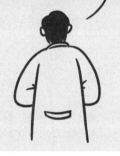

19

对，无论蹲便还是坐便，关键是速战速决，不要玩手机、看报纸等！

还有呢，大家一定要把这篇转发起来，让更多的人有一个好的大便习惯！

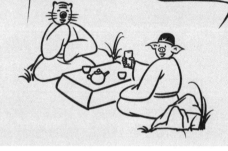

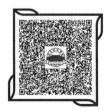

更多详情　请扫二维码

协和医生说

坐姿影响孩子的成长，这么做更健康

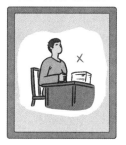

主审：北京协和医院 陈丽霞
文字：北京协和医院 袁望舒

1

开学了，开学了！邻家二柱子的孩子，一听开学，那叫一个兴奋，立志发奋学习，非要考上"985"不可！

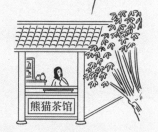

熊猫茶馆

2

对了，听说现在小孩子发生脊柱侧凸的病例挺多的。

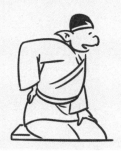

3

是有不少小朋友不太注意坐姿。

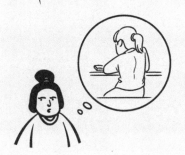

4

好的坐姿？几位就别在私底下研究了，咱们来请教北京协和医院物理医学康复科的袁望舒医生吧。

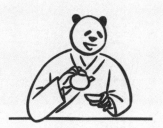

5

大家好，我是北京协和医院的袁望舒医生。对于脊柱侧凸的儿童，如果继续采用不良的坐姿，很有可能会加重病情，所以我们一定要采用正确的坐姿。

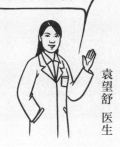

袁望舒 医生

第五章 运动、心理与康复

6

正确的坐姿？不就是挺胸抬头嘛，哦……还有其他要求吗？

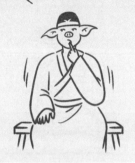

7

呆呆你不知道，正确的坐姿总共分五步。

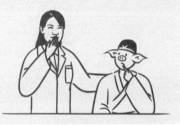

8

第一步：打好"地基"。脊柱就像高楼大厦，如果没有一个稳定的地基，脊柱是不可能挺拔的。我们坐位时的地基就是骨盆，具体说就是坐骨结节。

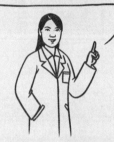

9

坐骨结节就是臀部与座位接触时左右两个突出的大骨头。让孩子坐好前后挪一挪位置，就很容易找到突出的坐骨结节了。

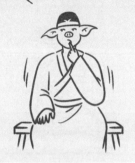

坐骨结节

骨盆

10

要记住，楼要建在地基上，我们坐要坐在坐骨结节上。坐在别的地方，比如坐在尾椎上，看着很舒服，但对脊柱伤害极大！

走在时代的脉搏上，别坐在自己的尾椎上。

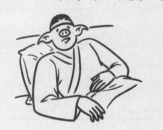

11

可是像我这种比较瘦的女孩儿，坐在坐骨结节上会感觉很硌啊！

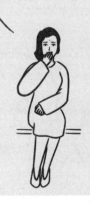

协和
医生说

12

那你可以垫一个垫子，软硬度自己掌握。

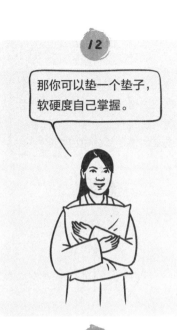

13

第二步：要保持竖直向上的力。人坐着的时候，中轴线要直，即把自己坐高拔到最高，头顶正直向上，就像要去顶天花板。如此一来，含胸驼背的姿势也得到了纠正。

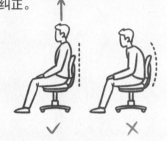

14

第三步：要保持"胸12、腰1"椎体向前的力。

"胸12、腰1"在哪里？

对女孩子来说，就在胸罩或运动背心下缘的地方；男孩子就是整个躯干正中间的地方。

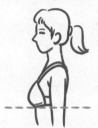

15

有很多人说，让孩子"抬头挺胸"坐好了。事实上这是不对的，因为人体脊柱是有四个曲度的，如下图所示。

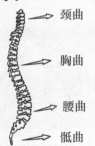

→ 颈曲

→ 胸曲

→ 腰曲

→ 骶曲

16

胸椎本来就是后凸的，让孩子过分挺胸，反而会影响正常生理曲度。真正要挺起的是"胸12、腰1"这两个部位。

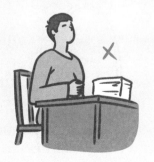

17

那么问题来了，我们怎么做到挺"胸12、腰1"呢？

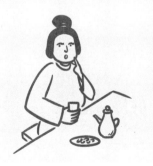

18

简单，在坐直的基础上，腹部微收就可以了。

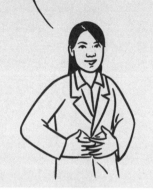

19

第四步：下颌后缩。孩子们日常低头学习、玩手机，稍不注意，颈椎前凸的生理曲度就消失了。我们要做的不是仰头，也不是低头，而是下颌后缩。

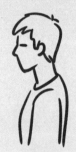

20

当然了，这个动作也不要太刻意，太夸张，因为这样我们会喘不过来气。只要保持耳垂在肩膀的正上方就可以了！

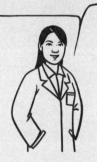

21

再不清楚的话，咱们看看下面的图就明白了。左面的是错误的，右面的是正确的。

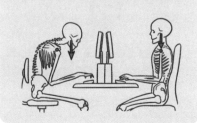

22

第五步：对着镜子打量一下自己，头正不正；肩膀平不平；胸廓两侧和腰线两侧是不是很对称；肩膀是否在骨盆的正上方。

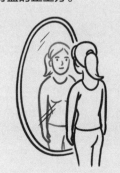

23

听起来好复杂。那我们该怎么训练，才能达到这种姿势呢？

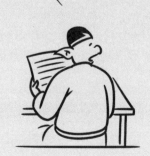

24

刚开始自然要对着镜子练，练到一定程度，有了一个良好感觉，就把这种感觉带到日常生活中去。

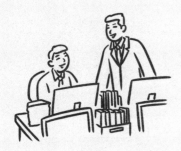

25

所有发力过程都要"点"到为止，不要过度，更不要为了做到挺拔而故意憋气。正确的坐姿是一种生活习惯，不要把它当成一种训练。

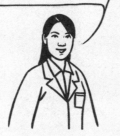

26

最后告诉大家一个正确坐姿的诀窍：第二、第三、第四步的三个力，是力的累加，只有三个力都照顾到，才是正确的姿势。

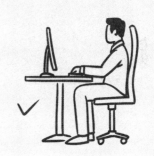

27

当然了，如果孩子脊柱侧凸严重，一定要及时就医！

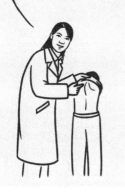

28

明白了，多谢！

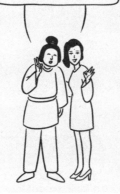

更多详情 请扫二维码

春天到，孩子最好的"增高剂"竟然是这个

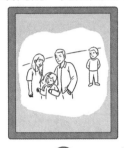

主审：北京协和医院 潘 慧
文字：北京协和医院 秦 萌

1

呆呆，我同事小美，她女儿近一年都没怎么长个儿，去医院一查，医生居然说是矮小症，小美当场就崩溃了。

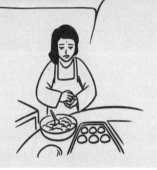

2

长不高应该是缺钙呀，赶紧给孩子补钙吧！

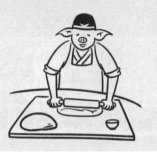

3

呆呆，患身材矮小症的孩子可能不是缺钙，而是缺爱哦！

秦萌 医生

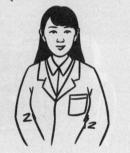

4

有些孩子因缺乏关爱，精神上受到压抑，致使生长发育障碍而出现矮小症，医学上称为"心理性矮小症"。

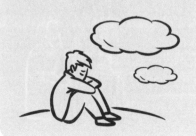

5

首先，如果孩子长期生活在精神压抑、无人关心的家庭环境中，就会引起体内激素分泌障碍，导致身材矮小。

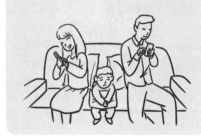

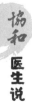

6

激素不是会让人长胖吗？

7

这里所说的激素，不是大家常说的糖皮质激素，而是生长激素。

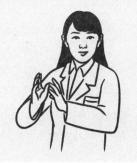

8

生长激素是由大脑腺垂体的腺细胞合成分泌的，能够促进骨骼生长，对孩子身高起着重要作用。

腺垂体

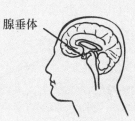

9

缺乏家庭关爱的孩子，下丘脑分泌的促生长激素释放激素减少，生长激素分泌随之减少，从而影响孩子身高。

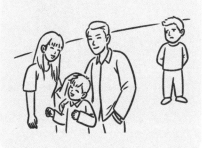

10

其次，生长激素主要在夜间分泌，入睡约 2 小时后及快睡醒时是生长激素分泌的两个高峰。

入睡约
2 小时后　　　快睡醒时

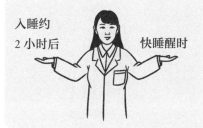

11

所以睡眠也是影响孩子身高的关键因素。

良好的睡眠帮助孩子长高

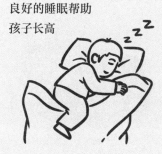

12

缺爱的孩子大多有睡眠障碍，如入睡困难、经常做噩梦等。睡眠质量不高也是他们身材矮小的原因。

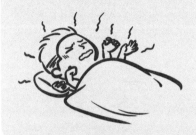

13

最后，缺爱的孩子往往交际也会减少，运动明显不足，青春发育来得更晚。

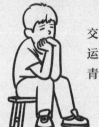

交际减少
运动不足
青春发育晚

14

原来缺爱真的会导致孩子长不高。秦医生，您快说说都有哪些办法来治疗啊？

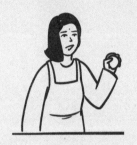

15

首先，家人们要给孩子足够的关爱。科学家们曾将一批受到精神压抑的孩子安置到和睦欢乐的环境中，让他们受到模拟亲人的爱抚和家庭的温暖。

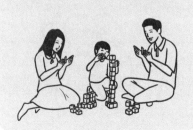

16

让人惊讶的是，3个月后95%以上的孩子身体明显增长。对孩子的尊重与爱护是最关键的治疗手段。

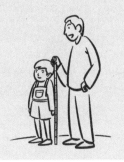

17

其次，让孩子保持充足睡眠，养成良好的作息习惯。

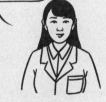

年龄	睡眠时间
3～6岁	10～12小时
小学或初中生	9～10小时

协和医生说

18

年龄	生长速度
1岁	25厘米 / 年
2岁	10厘米 / 年
3～16岁	5～6厘米 / 年

同时，还要不定期监测孩子的生长情况。1岁以内的宝宝，每月监测宝宝的身高、体重，此后至少每半年测一次，最好固定在早上测量。

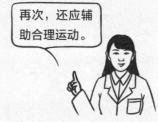

19

再次，还应辅助合理运动。

年龄	运动方式
婴儿期	婴儿操、游泳
3～5岁	骑自行车
上学后	有氧运动

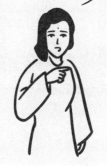

20

原来孩子长不高，父母占很大一部分原因，我回去一定好好告诉小美。

21

家长们要知道，千百种的营养保健品，都不如父母对孩子多一分的关心、多一点的尊重。

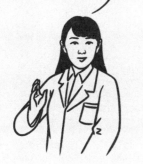

22

明白了，谢谢秦医生！诸位，转发起来，让大家都关注心理性矮小症！

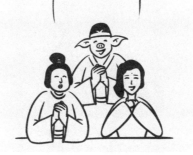

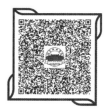

更多详情　请扫二维码

协和医生说

跑步伤不伤膝关节，听听专家怎么说

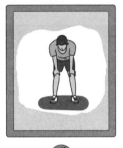

文字：北京协和医院 李 晔

1

呆呆，今天天气挺好的，赶紧，一起出去跑步去！

我的天！敏敏姑娘，您是想冻死我吗？再说了，跑步伤膝关节，我才不自残呢！

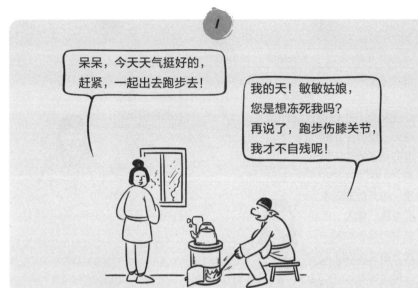

2

呆呆，你不要为你的懒惰找借口了，跑步是否伤膝关节，是因人而异的！

什么？我还是头一次听说。李医生，您可得给我们好好讲讲！

李晔 副教授

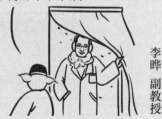

3

好的，呆呆。
膝关节是连接人体的纽带，是维持我们基本行动力的关键，还是人体内最复杂的承重关节。

承重关节

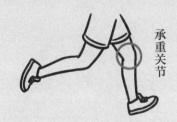

4

不论我们走路还是跑步，膝关节都在尽可能地帮我们吸收震动、分散压力和减缓冲击。

吸收震动

分散压力

减缓冲击

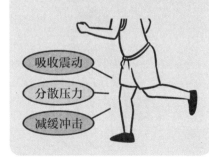

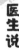

5

在跑步的时候，膝关节确实承受着较大的压力。如果说站立或行走时的膝关节承受的负重是体重的 1～2 倍，那么跑步的时候就会增至 4 倍左右。

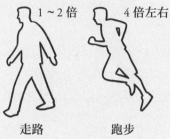

1～2 倍　　　　4 倍左右

走路　　　　　跑步

6

是啊，李医生，这么大的负重压力，膝关节怎么会不被压坏呢？

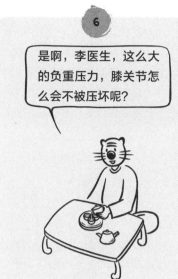

7

跑步是否伤膝关节，取决于跑步者自身的年龄、体重、跑步姿势、跑步速度、跑步量、下肢肌肉力量以及膝关节自身状况等因素。

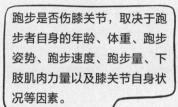

8

那哪些人在跑步时膝关节容易受到损害呢？

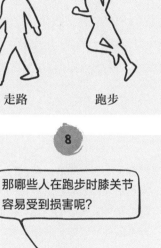

9

第一类：体重过重且本身肌肉力量不够的人。这类人群的膝关节本身就承受了过重的压力，而且还没有强壮的肌肉进行保护和支撑。

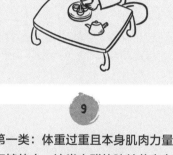

10

如果一开始就进行超出自己能力范围的快跑或者长跑，容易对膝关节造成损害。

完了，我体重这么大，力量还这么弱，不跑了！

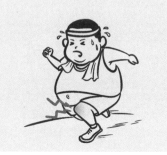

第五章　运动、心理与康复

11

第二类：膝关节曾经受过外伤，或者先天发育异常的人。这类人群的膝关节本来就存在问题，与正常人相比，他们的膝关节更容易出现磨损。

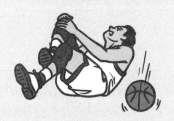

12

第三类：一味追求跑步量和跑步速度，甚至超过自身承受能力的人。跑步量和跑步速度需要循序渐进地增加和提高。

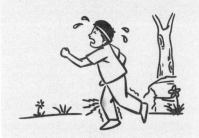

13

如果你平常不锻炼，一次非要跑一二十公里，那你的膝关节就受不了了。

这叫平时不烧香，临时抱佛脚。

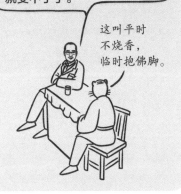

14

那么应该如何安全地跑步呢？

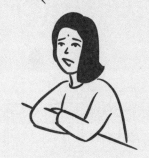

15

1. 控制体重。
体重指数 = 体重（kg）÷ 身高的平方（m²）
建议体重指数降到 25 以内，这样才能减少体重给膝关节带来的压力。

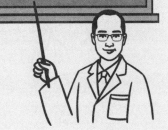

16

2. 强化下肢及核心肌群的锻炼。大腿肌肉和核心肌群能帮助人们维持关节、躯体的稳定，把肌肉锻炼强壮再去跑步会更安全。

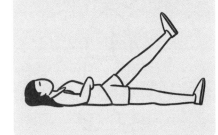

17

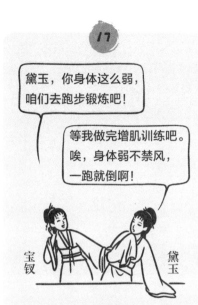

黛玉，你身体这么弱，咱们去跑步锻炼吧！

等我做完增肌训练吧。唉，身体弱不禁风，一跑就倒啊！

宝钗

黛玉

18

3. 纠正跑姿，
跑前拉伸，
跑后放松。

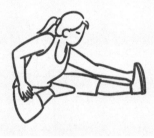

19

跑步提倡保持躯干稳定。
脚部着地时保持膝关节微屈，
对于业余跑者提倡保持小步幅、
高步频。
总之跑起来要让身体放松舒展，
保持协调。

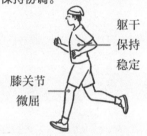

躯干保持稳定

膝关节微屈

20

4. 首选室外平稳直线塑胶跑道。
如果在跑步机上运动，尽量根据
体力适当调整速度和坡度，跑步
时间不宜过长。

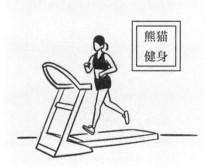

熊猫健身

21

5. 选择适当的装备。

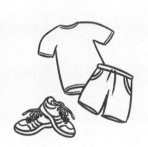

22

6. 控制运动量。
倾听身体的声音，
如果近期身体不适，
不要勉强跑步。

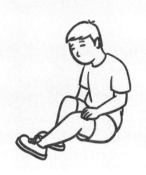

第五章 运动、心理与康复

23

那我跑完步后，膝关节有些疼，该咋办啊？

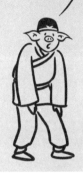

24

我个人建议，如果跑步之后膝关节感到疼痛，就要到医院去检查了，看看到底是器质性损伤还是功能性损伤。

熊猫医馆

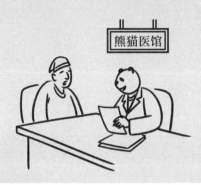

25

器质性损伤比较严重，这意味着我们身体的"零件"确实坏了，比如常听说的"半月板损伤"，此种情况下不建议以跑步作为锻炼方式了。

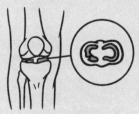

半月板损伤

26

功能性损伤是指身体的"零件"没坏，而是你感觉有点不舒服，比如我们常说的"跑步膝"。

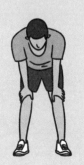

27

这种情况可以在医生的建议和指导下，配合力量锻炼和拉伸进行修整和恢复，以重返跑道。

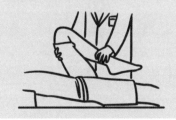

协和医生说

总之，跑步到底伤不伤膝关节，要看你怎么跑，还有膝关节原本情况怎么样。只有科学地进行锻炼，才能收获真正的健康。

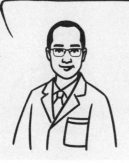

明白了，我赶紧跑步去！

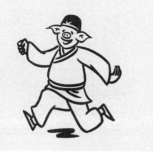

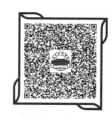

更多详情　请扫二维码

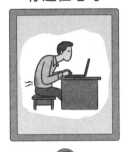

协和医生说

坐一天等于吸一包烟，你还在宅吗

文字：北京协和医院 陈 峰

协和 医生说

1

呆呆，请你不要吸烟了！

我左手在键盘上，右手在鼠标上，眼睛看着电脑，嘴叼着吸管喝着软饮料，请问，我如何吸烟？

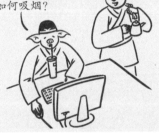

2

呆呆，你这就不懂了，你已经在电脑前坐了一天！而坐一天的害处，不亚于吸一包香烟！

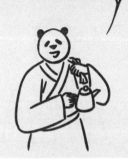

3

啥？熊猫，你别吓唬我！其实我也不想坐着，本来想赢一局就出去打球，可哪想到，一胜难求，悲剧啊！

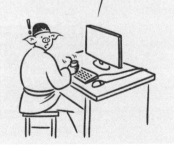

4

呆呆，熊猫可真没吓唬你，前几天我接诊一个小患者，11岁就腰椎间盘突出啦。

陈峰 医生

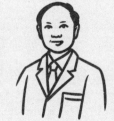

5

啥？11岁，这么小！

我的天，太吓人了，啥原因啊？

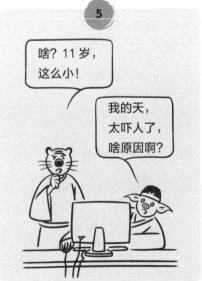

6

这还不算是最小的。有报道，9岁，甚至 8 岁以下患腰椎间盘突出的小患者越来越多。他们的主要原因就一个——久坐！

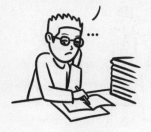

还有 4 个小时就写完作业了

7

可是坐着为啥会导致腰椎间盘突出呢？

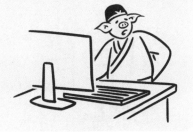

8

从生物进化上说，之前陆生的脊椎生物，都是四肢着地爬着走路的，后来人类学会了站立行走、解放了双手。而现代社会，学习、生活的方式又迫使人们更多的时间是坐着的。

倒霉的铲屎官，我就没有腰椎间盘突出！

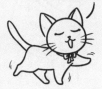

9

据相关研究，人平躺着或者趴着，椎间盘压力大约为 10 公斤；站起来后，压力就会达到 40 公斤；坐着特别是坐久了，压力可能会达到 100 公斤。

姿势	椎间盘压力
平躺或趴着	10 公斤
站立	40 公斤
久坐	100 公斤

10

如果我们总坐着，那就相当于有一股力量把腰椎间盘往外推，一不小心，腰椎间盘就会挤出来，也就是突出了。

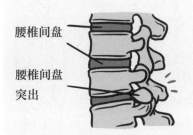

腰椎间盘

腰椎间盘突出

11

我们在日常生活中，除了睡觉之外，大多数时间都在坐着。现在因腰痛来骨科看病的人，可达到 60% 以上，发病率仅次于感冒。

骨 科

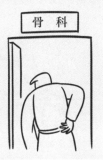

12

可是，您说的只是久坐给腰椎带来的损伤，与吸烟也没关系啊？

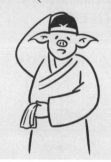

13

我还没说完。久坐之所以可怕，就是它会带来很多潜在的危害，比如下肢肌肉活动基本停止，新陈代谢速度下降约 50%，脂肪分解酶的活性减少约 90%。

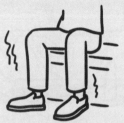

14

这样一来，人体内脂肪会慢慢堆积，身体就不可避免地变胖。你看看你的肚子是不是大了？

我的脸皮也越来越厚了

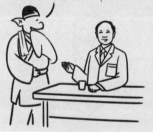

15

腹部脂肪堆积，
血脂必然升高，
血管就容易堵塞，
最终导致冠心病，
乃至心肌梗死或猝死。

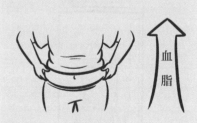

血脂

16

有研究显示，
每天坐 6 小时比每天
坐 3 小时的人，在 15
年后死亡率高 4 倍。
坐 1 个小时相当于
吸两支烟，
生命缩短
22 分钟。

17

难怪这几天我感觉时间过得快了！莫非我要去那个"小盒"了？

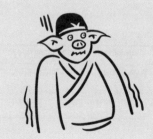

协和医生说

2/2

不是吓唬你，长时间坐着玩游戏，而且一玩一天，很容易形成深静脉血栓。如果血栓堵到肺动脉里，造成肺动脉栓塞，会猝死的！

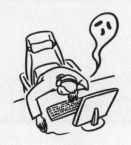

可是我真的想赢一局就下线！队友，如果你们不给力，就真害死我了！

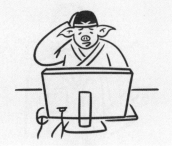

呆呆，你有没有观察到，人们在坐着的时候，刚开始可以正襟危坐，不一会就变成了"刘罗锅"，再过半个小时就是"狮身人面像"，最后就东倒西歪了。

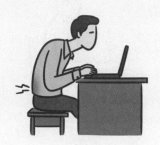

还有，"女神"们为了气质，坐时往往会跷二郎腿，这样的姿势会让骨盆更加倾斜，腰椎更弯曲，给腰椎间盘的压力更大。

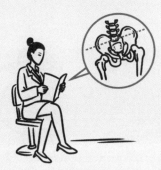

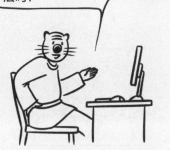

那陈教授，我们平常大部分时间都是坐着啊！我一个人站起来办公，显得多不好啊！平常有什么让人坐着还不受伤的办法吗？

很简单，你可选择一把符合人体力学的椅子，即有靠背，不太硬，可调整高度，双脚别悬空。

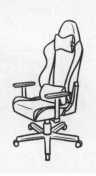

24

当然，如果实在不行，就准备一个靠垫，顶住我们的腰背部，就是"久坐神器"。

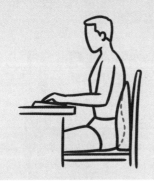

25

同时，我们还要注意腰背肌的锻炼，锻炼方式有如下几种：

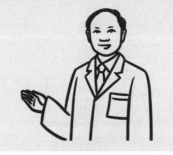

26

1. 小燕飞。

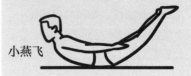

小燕飞

2. 五点支撑。

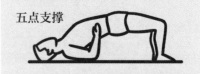

五点支撑

27

3. 高手进阶——游泳。

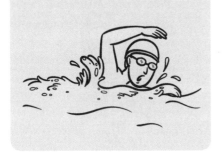

28

谢谢陈医生！
珍爱生命，
远离久坐，
出去活动去！

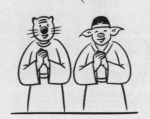

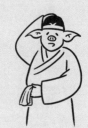

协和
医生说

协和医生说

老人有了膝关节骨关节炎怎么办

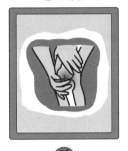

文字：北京协和医院 钱文伟

1

呆呆，你小时候是不是总掰手指头，弄出"咔咔"的弹响声？

对呀，听我给你掰一首《卡农》！

2

可是我妈膝关节也总出现"啪啪"的弹响声，有的时候还不能弯曲，医院说是膝关节骨关节炎，这是怎么回事啊？

难道她也想做关节音乐家？

3

呆呆别逗了。北京协和医院骨科钱文伟教授就在这里，就让他给你讲讲吧！

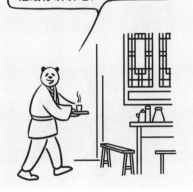

4

膝关节骨关节炎又称老年性关节炎，是中老年最常见的一种关节疾病。骨关节炎常发病于负重量大、活动较多的关节，如膝、脊柱、髋、踝、手等关节处。

钱文伟 教授

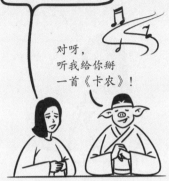

5

患者会感觉膝关节酸痛，活动不灵活，上下台阶时疼痛加重；早晨起床或久坐之后，觉得关节僵硬疼痛，稍稍活动才能行走；而站立或行走过久之后，还觉得关节疼痛，需要坐下休息。

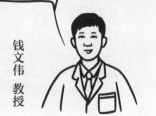

6

患者还会感觉下蹲困难，膝关节伸屈活动的时候，还会听到"咔嚓、咔嚓"的响声，活动过度还会让膝关节肿胀疼痛加剧。

咔嚓、咔嚓！

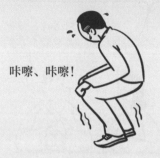

7

太对了，我妈就这症状！走一阵就走不动了！

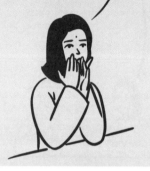

8

在我国，大约有 1 亿人有骨关节问题，但就医率不足 15%，而且其中有 5% 是因为剧烈疼痛才去就医的。

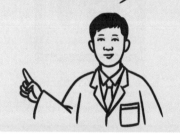

9

而在老年人中，骨关节炎发病概率更高，60 岁以上的人群中患病率可达 50%，75 岁以上人群达 80% 以上，严重影响了老年人的晚年生活！

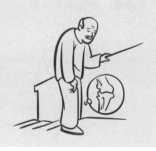

10

可为什么骨关节炎爱侵袭老年人啊？

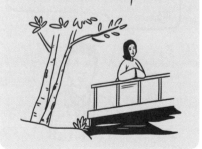

11

用三个字概括的话，就是"用坏了"。就说膝关节，人们普普通通地散步，膝关节就在不停地磨损；要是跑步、跳跃，则更要承受巨大的冲击力。

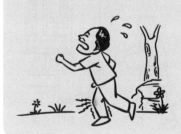

如果这股冲击力全都变成"骨头和骨头"间的碰撞，那就是"以刚对刚"，力道一分不差地全被吸收了。

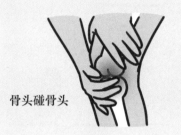

骨头碰骨头

然而，人体的构造是很奇妙的，膝关节上面覆盖有软骨，软骨是柔软的，这就避免了"以刚对刚"的尴尬，缓冲了骨头之间的冲击力。

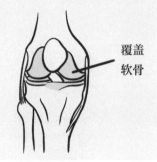

覆盖软骨

但是，这样日积月累的冲击，再好的保护垫也会磨损；而随着人体年龄的增长，对软骨的修复能力越来越差。

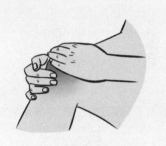

到最后，软骨就会越磨越少，关节表面凹凸不平，同时边缘出现骨性赘生物，骨取代了原本关节里的软骨，这就成了"骨关节炎"。

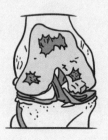

由于缺少了软骨，骨头和骨头之间，就会"以刚对刚"，患者就会感觉疼痛；没有了关节液的润滑，关节也不再灵活，活动便会出现响声。

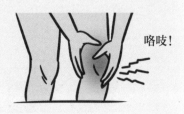

咯吱！

那请教钱教授，得了骨关节炎，应该怎么办啊？

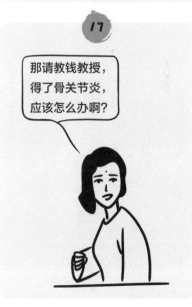

第五章　运动、心理与康复

2/7

18

既然骨关节炎是一个日积月累形成的病，我们就要在平常注意防护。

首先是减重。要知道，身体重量越大，膝关节承受的压力就越大；如果体重减轻，膝关节承受的压力就会小很多。

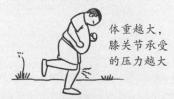

体重越大，膝关节承受的压力越大

19

尤其是女性，由于雌激素的减少，老年肥胖女性出现骨关节炎的几率是正常体重的4倍。"有钱难买老来瘦"，这话很有道理。

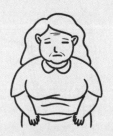

20

令堂大人那么胖，难怪膝盖压力巨大！

九阴白骨爪！

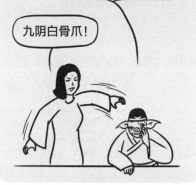

21

其次，选择合理的体育锻炼。体育锻炼的目的是增强周围肌肉的力量和耐力，有利于骨关节的稳定，保持骨关节的活动范围。

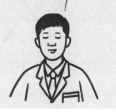

22

老人可以选择骑车、游泳等运动，避免爬楼、慢跑、跳跃等活动。至于让膝关节骨关节炎的老人每天走10000步，那可真就"累哭"膝盖了。

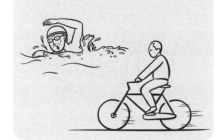

23

那我看好多老太太骨关节炎都贴膏药，请问钱教授这个有用吗？

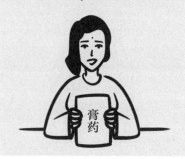

膏药

协和医生说

2/8

确实有一部分患者贴膏药之后，感觉膝关节好像没有那么疼了。但是目前国际指南上还没有把膏药列入骨关节炎的有效治疗方案中，即这种方法没有循证医学的证据。

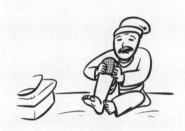

而且，我在门诊也见过一些贴膏药导致皮肤发红、水疱、溃烂等情况，所以还是建议广大患者去正规医院就诊。

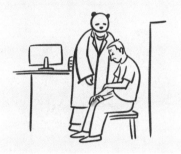

关于骨关节炎，一定要早发现早治疗，不太推荐自己用药，更不应有"不就是关节疼吗，没事"这种观点。

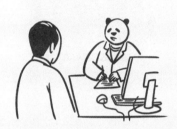

再次，如果膝关节骨关节炎到了后期，就需要手术置换关节。人老了，本来身体各项功能就不好，若再手术，不就雪上加霜了嘛，所以，还是要预防为主。

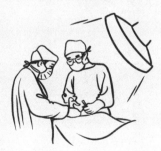

最美不过夕阳红，温馨又从容。中老年人多了解一些骨关节炎的预防治疗知识，就能远离骨关节疼痛的困扰，享受舒适幸福的晚年生活。

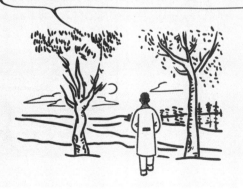

第五章 运动、心理与康复

别让更年期
夺走妈妈的微笑

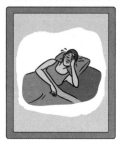

文字：北京协和医院 陈 蓉

1

芷若，我看你最近情绪不稳，是不是到更年期了？

什么？我脾气这么好，怎么可能是更年期！

2

哇，芷若妹妹，你脾气真"好"，真可谓温柔贤淑！但更年期真的在困扰着很多女性！正好，北京协和医院陈蓉教授在这里，我得跟她请教请教！

3

确实，女性更年期是个很重要的话题。

陈蓉 教授

哦？那我这个纯爷们，现在可以走开了。

4

呆呆，你可不能走。男人虽然不会经历女性的更年期，但男人生命中一般会有两个非常重要的女人：母亲和妻子。当母亲不再和蔼，妻子不再温柔，你可能不知道，她们其实是处在生命中的最艰难时刻——更年期！

5

我曾经有个更年期患者，见到我的第一句话就是：我不想活了！我赶紧给她儿子打电话，然而，她儿子对此却一无所知！

我不想活了！

6

不过大部分女性进入更年期后，症状并没有这么严重，但也会感觉身体很不舒服。更年期的不舒服有好多种，以下是更年期几个代表性的症状。

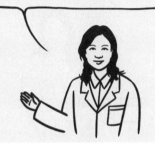

7

1. 潮热盗汗。

也许外界环境并不热，但她们会突然发生从前胸迅速向面部扩展的严重潮红和热。

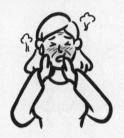

8

严重的时候，一天可能发生十几次；而且，这个症状晚上会更频繁、更剧烈。

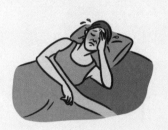

9

我想起来了，以前我高中老师就是这样，正讲着课，脸突然一下子就红了。我们当时不知道咋回事，现在知道了！唉，好想老师啊！

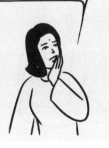

10

2. 失眠。

更年期会引起失眠，如入睡困难、睡后易醒，醒后不易入睡；原本就有失眠的患者，更年期往往会更严重。

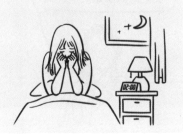

11

3. 骨关节肌肉疼痛。

可能会觉得身体今天这儿疼，明天那儿疼，可真要去骨科查看，又查不出啥问题。

哪都疼

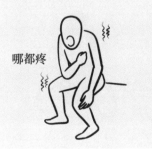

12

4. 心慌、胸闷。
这种心慌胸闷的难受程度，
可以让很多患者呼叫救护车，
但一到医院检查，
完全正常，查不出啥问题。

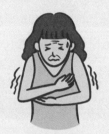

13

5. 阴道问题。
很多女性会出现萎缩性阴道炎，
阴道干、痛，还会影响性生活。

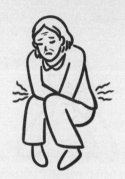

14

上述症状只要有一个，就会让人生活得很不舒服；可是，很多女性在更年期会有好几种症状同时出现，生活质量受到严重影响。

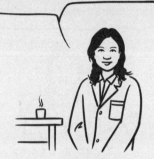

15

听您这么一说，我都害怕变老了。真的，我真不知道自己该如何面对更年期。那每个女性都会有更年期吗？

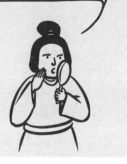

16

是的，只要活得足够久，就必然经历更年期。绝大多数女性在更年期都会有不同程度的症状。更年期影响之众、持续之久，超过了绝大部分人的认知。

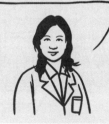

17

如果更年期有症状，
绝大多数人会持续 1 年以上；
对于小部分人，
症状甚至可能长达 10 年以上！

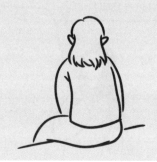

18

可是陈教授，为啥女性会有更年期啊？

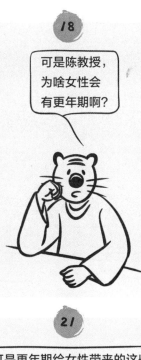

19

女性身体内有个器官称为卵巢，负责分泌雌孕激素。一个小女孩能够发育成窈窕淑女并且繁衍后代，卵巢可是大功臣！

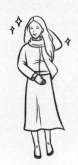

20

卵巢劳苦功高，但在 40 多岁或 50 岁左右就会衰退了，造成女性体内的雌激素降低，这就是更年期的根源。

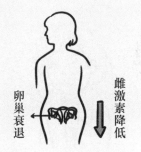

卵巢衰退

雌激素降低

21

可是更年期给女性带来的这些问题，都是表面现象啊。你看，到医院啥都查不出来，肯定没大事！

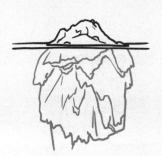

22

呆呆，你见过冰山吗？我们所看到的冰山，只是冰山的一角，冰山下面的东西才是真正的危险。

23

随着雌激素的减少，更多的退化性疾病会出现，如心血管疾病、骨质疏松症、老年性痴呆（阿尔茨海默病）等。

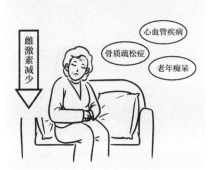

雌激素减少

心血管疾病
骨质疏松症
老年痴呆

24

心脑血管疾病是老年女性死亡的首要病因。而且女性心脑血管病有个特点，就是症状不典型，但一旦发病，后果极其严重。

25

骨质疏松症也是一个很麻烦的问题。我们常将其称为"无声的杀手"！发生时悄无声息，一旦出现后果则很严重。在更年期阶段，女性的骨量会剧减，最快的时候，甚至一年丢失 10% 的骨量。

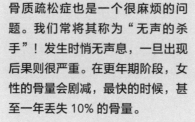

26

骨质疏松症最严重的后果是髋部骨折。一旦发生髋部骨折，约有 20% 的患者会在一年内死亡；既便活下来，生活质量也会大受影响。

27

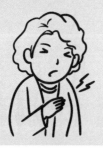

老年性痴呆又称阿尔茨海默病。女性老年性痴呆患病率远远高于男性；到了 90 岁，女性老年性痴呆发病率更是男性的 10 倍！

28

而女性寿命又会长于男性，这时候老伴已经仙去，唯有一个痴呆的老太太，她又由谁来照顾呢？

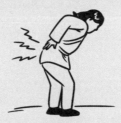

29

那更年期危害这么大，我们该如何应对呢？我听一些人说，更年期是避免不了，也治不好的，只能忍，是这样吗？

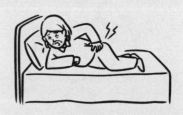

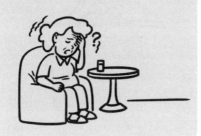

协和
医生说

30

对于更年期，我的第一张处方是关爱。男人要倍加关心自己的母亲和妻子；每个母亲和妻子也要关心自己，平时多多储备知识，了解更年期，不要把更年期妖魔化。

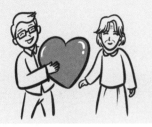

31

女性一旦发现更年期症状已经影响自己的生活质量了，千万不要忍，赶紧上医院就医。医生有好多种方法改善你的症状。

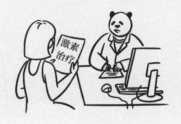

32

总之，更年期是女性无法回避的问题。不管你喜不喜欢，它都会来找你，不早不晚；不管你接受不接受，它就在那里，挥之不去。

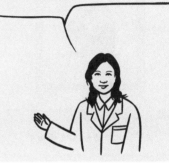

33

所以，我们只有学会面对才能平稳地度过更年期，将来拥有一个健康的老年。

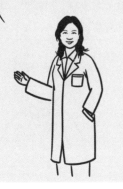

34

谢谢陈教授！

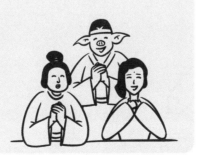

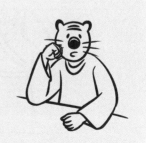

协和医生说

关爱父亲，关心男性更年期

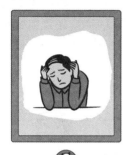

文字：北京协和医院 李宏军

1

以往坚强乐观的老爸突然出现了忧伤郁闷、喜怒无常、胡思乱想、失眠多梦、头晕耳鸣、出汗乏力的症状。熊猫，你说我老爸为啥这么反常？

哦？多半是男性更年期了！

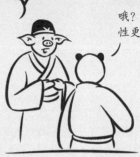

2

我就知道是这个答案！可我很纳闷，男性咋也有更年期呢？

我们请北京协和医院泌尿外科李宏军教授给你讲讲吧！

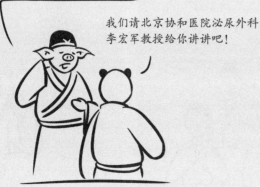

3

大家好！作为"纯爷们"，也有英雄气短的时候，父亲同样会变老。男性更年期的主要原因是雄激素减少了。只不过，男性和女性激素减少的方式不大一样。

李宏军 教授

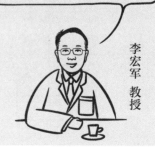

协和
医生说

4

咋不一样呢?

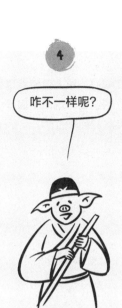

5

女性更年期发生在 45~55 岁,她们的雌激素水平呈断崖式下跌。这种骤降,让女性更年期症状非常明显。

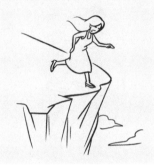

6

而男性更年期发生在 50~65 岁,他们的雄激素水平呈斜坡式下跌。这种缓降,让他们的症状不太明显,在不知不觉中平稳度过更年期。

7

那男性更年期的表现都有哪些呢?

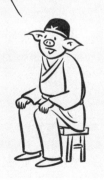

8

如忧伤郁闷、喜怒无常等情绪变化和胡思乱想、失眠多梦、头晕耳鸣、反应迟钝等神经衰弱症状。

第一是精神层面的症状。

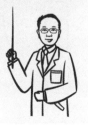

9

第二是身体指标方面的变化,如"中年油腻男"的"三高"。不仅女性更年期会发胖,男性更年期也会出现"大肚腩",加上机体功能紊乱,高血压、高血糖、高血脂基本就没跑了。

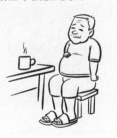

第三是性功能的障碍。更年期雄激素减少，男性常会出现阳痿、性欲减退、精液量少等性功能障碍，这对男性的打击无疑是巨大的。

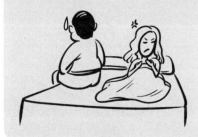

11

听你这么一说，男性的更年期症状真的很严重啊！

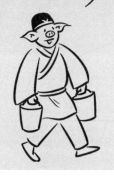

确实如此！男人更年期是个坎儿，跨过去，就风平浪静，开启完美的晚年生活。

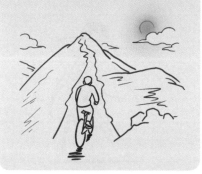

13

如果跨不过去，后患无穷，甚至有个别更年期综合征患者将会悲伤地告别这个世界。

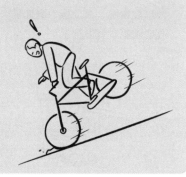

值得注意的是，男性主观上也不愿接受更年期综合征的事实，致使其在发达国家的有效诊治率也仅有10%。

更年期综合征 NO

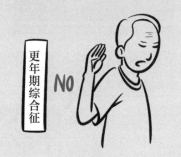

在我国，很多男性更年期综合征患者辗转于老年科、心内科、骨科、内分泌科、中医科，甚至精神科，但都难以得到合理有效的治疗，病人苦不堪言。所以，见微知著，从小事开始防范，抓住"蛛丝马迹"，才是最重要的。

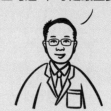

协和医生说

16

那如何才能抓住"蛛丝马迹"呢?

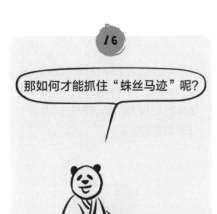

17

做卷子! 做两张卷子:
一个叫 ADAM 问卷,
一个叫 AMS 问卷。

ADAM 问卷

AMS 问卷

长按识别·发现蛛丝马迹

18

那如果做完卷子,发现真的更年期了,该怎么办呢?

我就不该做这张卷子! 做完之后,出事了吧!

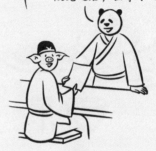

19

乐观的情绪 + 和睦的家庭生活 + 合理饮食 + 适宜的体育锻炼 + 充足的睡眠 + 适当的药物治疗。

改善更年期症状的最有效方法。

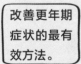

20

1. 乐观的情绪。理性制怒,用理智控制内分泌紊乱带来的怒火,寻找合理的发泄方式;深陷负面情绪时,要采用自我疏导或诉诸他人的方式,释放内心郁结。

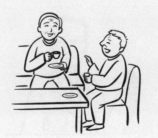

21

2. 和睦的家庭生活。家庭关爱是男性更年期的良药,妻子及子女的关怀可以减少更年期男人的孤独与恐惧感。做儿女的,也要多体谅老爸。

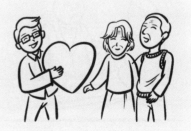

3. 合理饮食。饮食清淡，餐量合适，不偏食，戒烟酒，避免辛辣刺激，适当补充肉类。

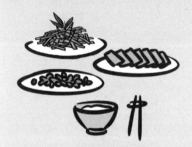

4. 适宜的体育锻炼。适度且规律的户外活动，如散步、骑车、太极拳等，可帮助吐故纳新，舒展四肢，愉悦心情。

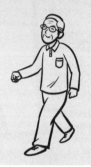

5. 失眠会让人烦躁焦虑，而维持充足的睡眠，对于摆脱焦虑抑郁、恢复体力和精力、促进内分泌激素的分泌都有好处。

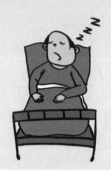

6. 适当的药物治疗。药物治疗是辅助疗法，一定要在专业医师指导下服用，切莫自己乱服药。

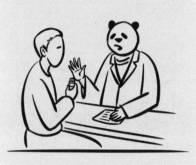

"早预防、早诊断和早治疗"，不仅可以推迟男性更年期综合征的发病时间、降低发生率，还能减轻临床症状、减少医疗开支。

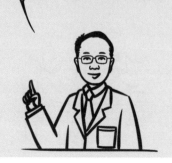

最后强调一下，男儿有泪不轻弹，只是未到伤心处。再刚强的铁汉，也有脆弱的时候，家人要多多陪伴，尤其是儿女，平常多陪陪老爸，别让老爸在工作之余，再被更年期压垮。

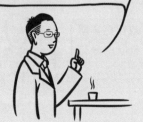

協和
医生说

28

不错，帮助老爸平稳度过更年期的儿女，才是真正的好儿女！谢谢李教授！

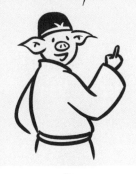

29

两份试卷，发现男性更年期的蛛丝马迹！赶紧长按识别下方二维码，进行测试吧。

长按识别 · 赶紧测试

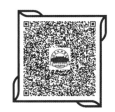

更多详情　请扫二维码

第五章　运动、心理与康复

图书在版编目（CIP）数据

协和医生说：坚持做好这些事 健康生活一辈子 /
北京协和医院著 . —北京：人民卫生出版社，2019
ISBN 978-7-117-28897-2

Ⅰ.①协… Ⅱ.①北… Ⅲ.①保健—普及读物 Ⅳ.
①R161-49

中国版本图书馆 CIP 数据核字（2019）第 192765 号

人卫智网　www.ipmph.com　医学教育、学术、考试、健康，购书智慧智能综合服务平台

人卫官网　www.pmph.com　人卫官方资讯发布平台

协和医生说：坚持做好这些事 健康生活一辈子

策划编辑　　周　宁
整体设计　　尹　岩　赵　丽
著　　者　　北京协和医院
出版发行　　人民卫生出版社（中继线 010–59780011）
地　　址　　北京市朝阳区潘家园南里 19 号
邮　　编　　100021
E – mail　　pmph @ pmph.com
购书热线　　010–59787592　010–59787584　010–65264830

印　　刷　　北京顶佳世纪印刷有限公司
经　　销　　新华书店
开　　本　　889×1194　1/24　印张：10
字　　数　　349 千字
版　　次　　2019 年 11 月第 1 版　2023 年 12 月第 1 版第 11 次印刷
标准书号　　ISBN 978-7-117-28897-2
定　　价　　45.00 元